Strap Taping for Sports and Rehabilitation

図解 スポーツ傷害と リハビリ治療のための テーピング技術

著 Anne Keil　　監訳 伊藤和憲

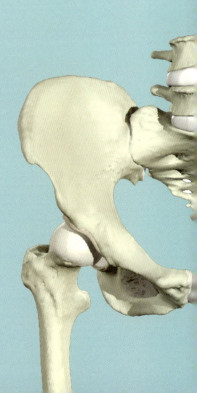

緑書房

Strap Taping for Sports and Rehabilitation
by Anne Keil

Copyright © 2012 by Anne Keil

First published in 2012 by
Human Kinetics, Inc.

All rights reserved. Except for use in a review, the reproduction or utilization of this work in any form or by any electronic, mechanical, or other means, now known or hereafter invented, including xerography, photocopying, and recording, and in any information storage and retrieval system, is forbidden without the written permission of the publisher.

Japanese translation rights arranged with Human Kinetics, Inc.
through Japan UNI Agency, Inc., Tokyo

Japanese translation ©2016 copyright by
Midori-Shobo Co., Ltd

Human Kinetics, Inc. 発行のStrap Taping for Sports and Rehabilitationの日本語に関する翻訳・出版権は株式会社緑書房が独占的にその権利を保有する。

ご注意

本書の内容は、最新の知見をもとに細心の注意をもって記載されています。しかし、科学の著しい進歩から見て、記載された内容がすべての点において完全であると保証するものではありません。本書記載の内容による不測の事故や損失に対して、著者、監訳者、翻訳者、編集者、原著出版者ならびに緑書房は、その責を負いかねます。

はじめに

♦

　テーピングとは、活動時の関節可動域のコントロールやサポートのための治療方法です。正しい知識と技能を有する施術者がテーピングを行うことによって、サポーターなどの器具を用いるよりも簡便・安価に対処することが可能です。

　私が初めてテーピングと出会ったのは、理学療法士（PT）になって1年目の1991年に受けた、とあるセミナーのことでした。そのセミナーは、アスリートやアスレチックトレーナーとして経験を積んだ理学療法士によるもので、私はそこで、小さなテープが人体の健康にもたらす大きな効果について学びました。

　その講義はとても長く、私の背中や首には疲労がたまっていましたが、セミナーで習った適切な姿勢に座り直し、受講者同士で肩から腰までアスレチックテープによるテーピングを行ったところ、筋肉をそれほど使わずにすむようになり、全く疲れなくなったのです。

　セミナーの後、私は理学療法クリニックにおいて、この手法を実践しようと思いました。しかし、アスレチックテープが手に入りにくかったことをきっかけに、ロイコテープ（後にストラップテープと呼ばれる）とカバーロール（皮膚を覆うアンダーラップテープ）を使う方法を試み、長年にわたって研究を重ねてきました。また、理学療法士のJenny McConnellやBrian Mulliganらによって発表された整形外科のテーピングを学び、自らのテクニックを発展させました。それ以降、私はこれらの技術を、多くの医療従事者や患者、さらにはその家族にも伝えています。現在では神経学や小児科学の専門家に広く利用されており、彼らによってさらなる改良が加えられています。

　本書はそれらの技術を1冊にまとめたものです。従って、理学療法士、

理学療法士アシスタント（PTA）、作業療法士（OT）、作業療法士アシスタント（COTA）、アスレチックトレーナー（ATC）などの分野の学生や教員の皆さんにとって、大いに参考になるでしょう。またヘルスケアの専門家はもちろん、専門でないスポーツ選手やコーチがテーピングの必要性を判断する材料にもなると期待しています。

本書では、理学療法的な手技とともに、アスレチックトレーニング的な手技についても解説していますが、これらの手技を正しく適用するためには、解剖学や生物学に関する基礎的な知識が必要です。随所に登場する専門用語は初めて学ぶ方にとってはやや難しい部分もあるかもしれませんが、理学療法士やその他の専門家にとって一般的な知識だと思いますので、少しずつ学んでいくべきでしょう。

またこのような総論的な解説に加えて、実践的な施術例についても充実させています。解剖図、施術の方向を矢印で示した写真、動作の可動範囲の概説、テーピングの効果を示すエビデンス、適切なテーピング技術を用いるためのスクリーニング法、テーピングの代替となる器具・装具などを、具体的に確認することができます。

第1章では「テーピングの基礎知識」として、種類、理論、注意事項、適用ガイドラインなどについて紹介し、第2章以降は、「足首・足」、「膝」、「頸部・胸部・腰部」、「肩・肩甲骨」、「肘・手首・手」といった各部位のテーピング技術や装具などについて説明しています。

さあ、テーピングを始めましょう！

Anne Keil

謝　辞

◆

　本書の出版に尽力していただいた多くの方々に感謝します。私を激励してくれた家族や友人、テープを提供してくれたデンバーPatterson MedicalのJohn Hermanstoefer氏、University of Colorad Hospitalリハビリテーション外来、サンプルを提供してくれたSuperfeet社とSole Supports社、Human Kinetics社の皆さん（特にLoarn Robertson氏、Kevin Matz氏、Dong Fink氏とそのスタッフ）、モデルの皆さん、原稿を見直してくれたKoren Backstom氏に深謝します。これらの素晴らしい仲間のおかげで、私は立ち止まることなく、本書を完成させることができました。

　最後に、私の両親に感謝するとともに、そのお返しとして、彼らの傷害を改善したいと思います。

Anne Keil

目次 Contents

はじめに ……………………………………… 3
謝辞 …………………………………………… 5

第1章… テーピングの基礎知識

テーピングと解剖の関係 ………………… 9
テープの種類 ……………………………… 9
なぜストラップテープなのか …………… 11
テーピングに関するガイドライン ……… 12
　上達のためのポイント ………………… 13
テーピングにおける安全上の注意 ……… 13
　ラテックスなどの粘着剤に対するアレルギー／摩擦や水疱／関節可動域の制限／末梢での循環障害／敏感な皮膚／体毛が濃い場合
テーピングの適用 ………………………… 14
本書の資料について ……………………… 16

第2章… 足首と足部

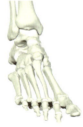

総説・解剖図 …………………………… 17
足首と足部の解剖 ………………………… 18
根拠 ………………………………………… 18
　足の回内運動の軽減とテーピング …… 18
　テーピングと筋肉の促進 ……………… 25
　テーピングと関節位置の矯正 ………… 25
　テーピングと固有感覚 ………………… 26
　テーピングと関節安定度 ……………… 26
　テーピングと痛みの軽減、機能の向上 … 26
装具 ………………………………………… 26
評価 ………………………………………… 29
　スペシャルテスト ……………………… 29
　生体力学的考察 ………………………… 30
テーピング技術 ………………………… 32
　①ローダイ ……………………………… 32
　②クロスX ……………………………… 34
　③足の舟状骨の挙上 …………………… 36
　④距骨が中間位な状態で行うスターアップのサポートと修正版ハイダイ ……… 38
　⑤踵骨反転グライド …………………… 40
　⑥踵骨反転グライド（代替法） ……… 42
　⑦アキレス腱の負荷軽減 ……………… 44
　⑧末端腓骨の移動 ……………………… 46
　⑨外反母趾の矯正 ……………………… 48
　⑩第1中足骨－楔状骨グライド ……… 50
　⑪第5中足骨上方グライド …………… 52
　⑫第5中足骨立方骨上方と足底グライド … 54
　⑬腓腹筋の負荷軽減 …………………… 56
装具 ……………………………………… 58
　中敷き（例：スーパーフィート）／アキレス腱ベルト（例：CHOパッド）／足首のサポート（ひも付き）／アーチリフト装具／バニオン矯正／足首の固定装具（例：エアーキャスト）／カスタム装具（踵サポート）／踵上げ／切り取り可能なパッド
症例 ……………………………………… 61
　20歳女性：外側の足首の痛みとテーピング／32歳女性：足底筋膜炎とテーピング

第3章 … 膝

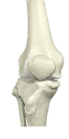

総説・解剖図	63

膝の解剖 …………………………………… 64
根拠 ………………………………………… 65
　テーピングと膝蓋大腿疼痛症候群
　（PFPS） ……………………………… 65
　大腿四頭筋や筋肉の機能とテーピング … 70
　テーピングと筋肉の抑制 ………………… 71
　テーピングと固有受容性 ………………… 71
　テーピングと膝蓋大腿関節の膝OA …… 71
評価 ………………………………………… 72
　スペシャルテスト ………………………… 72
　　膝蓋骨の位置と軌跡／関節不安定性と関節内
　　障／ブライカテスト
　生体力学的考察 …………………………… 73
　　膝の位置：内反、外反、Qアングル／回内足
　　矯正／片足立ち、階段昇降の生体力学評価／
　　脚長差／過可動性関節の保護

テーピング技術 …………………………… 76
　①膝蓋骨の内側グライド（＋傾き補正） … 76
　②膝蓋腱の負荷軽減 ……………………… 78
　③膝蓋骨下の脂肪体の負荷軽減 ………… 80
　④鵞足部滑液胞の負荷軽減 ……………… 82
　⑤腸脛靭帯の摩擦症候群
　　（ITBシンドローム） …………………… 84
　⑥腓骨近位のグライド …………………… 86
　⑦脛骨大腿骨のねじれ …………………… 88
　⑧膝関節の過伸展ブロック ……………… 90
　⑨大腿筋膜張筋のグライド ……………… 92
　⑩内側ハムストリングスの負荷軽減 …… 94

装具 ………………………………………… 96
　膝蓋腱のストラップ／膝蓋大腿疼痛症候群
　（PFPS）用装具

症例 ………………………………………… 97
　46歳女性：膝蓋骨内側の痛みとテーピング
　／35歳男性：膝蓋大腿疼痛症候群とテーピ
　ング

第4章 … 頸部、胸部、腰部

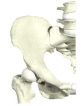

総説・解剖図 ……………………………… 99
頸部、胸部、骨盤部の解剖 ………………… 100
根拠 ………………………………………… 106
評価 ………………………………………… 107
　テーピングのための注意 ………………… 107
　スペシャルテスト ………………………… 107
　生体力学的考察 …………………………… 107
テーピング技術 …………………………… 108
　①上背部、中背部、腰背部の姿勢矯正 … 108
　②胸椎グライド …………………………… 110
　③肋骨サポート …………………………… 112

　④腰背部過伸展の制限 …………………… 114
　⑤仙腸関節の近接 ………………………… 116
　⑥腸骨の変形（前方および後方） ……… 118
　⑦ダイヤモンドボックスの負荷軽減 …… 120
　⑧股や臀筋の近接 ………………………… 122

装具 ………………………………………… 124
　腰椎コルセット／後面の装具／仙腸関節ベル
　ト／8の字型背面装具／肋骨ベルト／妊娠や
　肥満のサポートベルト

症例 ………………………………………… 126
　37歳男性：首や背中の痛みと背部のテーピ
　ング／28歳女性：腰部のテーピング

第5章…肩

総説・解剖図 ……………………… 127
肩の解剖 ……………………………… 127
根拠 …………………………………… 128
　インピンジメントとテーピング …… 128
　姿勢とテーピング …………………… 133
　その他の整形外科的・神経学的疾患と
　テーピング …………………………… 133
評価 …………………………………… 134
　スペシャルテスト …………………… 134
　　インピンジメントテスト／不安定性テスト
　生体力学的考察 ……………………… 134
テーピング技術 …………………… 135
　①上背部の姿勢 ……………………… 135
　②肩鎖関節の分離と鎖骨・骨折の矯正 …… 136
　③肩鎖関節のブロッキング
　　（肩峰下インピンジメント） ……… 138
　④肩甲骨の位置矯正 ………………… 140
　⑤肩下方の亜脱臼の矯正 …………… 142
　⑥肩前方の脱臼保護 ………………… 144
装具 ………………………………… 147
　ショルダースリング、アームスリング／鎖骨
　サポートストラップ、背面ブレース
症例 ………………………………… 148
　37歳女性：肩鎖関節インピンジメントとテー
　ピング／68歳男性：肩後方のテーピング
　とインピンジメント

第6章…肘、手首、手

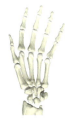

総説・解剖図 ……………………… 149
肘、手首、手の解剖 ………………… 150
根拠 …………………………………… 157
評価 …………………………………… 157
　スペシャルテスト …………………… 157
　　親指のテーピングの前に／肘と前腕のテーピ
　　ングの前に／母指内側側副靱帯（UCL）不安
　　定性テスト
　生体力学的考察 ……………………… 159
テーピング技術 …………………… 160
　①内側・外側の上顆炎への
　　ストラップテーピング …………… 160
　②橈骨頭のグライド ………………… 162
　③外側上顆の負荷軽減
　　（ダイヤモンドボックス） ………… 164
　④尺骨外旋のグライド ……………… 166
　⑤尺骨内旋のグライド ……………… 168
　⑥肘弛緩のブロック ………………… 170
　⑦ニュートラルポジションでの
　　手首へのストラップテーピング … 172
　⑧手首の屈曲・伸展のブロック …… 174
　⑨橈骨手根骨のグライド …………… 176
　⑩第5中手骨背側のグライド ……… 178
　⑪内側尺骨のグライド ……………… 180
　⑫大菱形骨のグライド ……………… 182
　⑬親指のブロック …………………… 184
装具 ………………………………… 186
　上顆炎のストラップ／手や手首の付け根の親
　指スピカスプリント／ニュートラル・リスト
　スプリント
症例 ………………………………… 188
　35歳女性：外側上顆炎（テニス肘）とテー
　ピング／47歳男性：内側上顆炎（ゴルフ肘）
　とテーピング

参考文献 ……………………………… 193
索引 …………………………………… 203
監訳をおえて ………………………… 206
著者・監訳者・翻訳者紹介 ………… 207

第1章
テーピングの基礎知識

Introduction to Taping

　テーピング治療の効果は、関節の固定や安定化、動作の制限、疼痛の軽減、運動ニューロンの興奮性増大、関節の可動性の拡大などさまざまです。また、テーピングは固有受容性感覚を高めるとの報告もあります。そのため、筋力の向上、感覚や運動のコントロール、皮膚刺激、疼痛調整、筋活動の促進や抑制などに役立つ可能性もあります（Lewis, Wright, and Green, 2005）。

　本書は主にアスレチックテープの使い方に焦点を当てており、そのテーピング技法はアスレチックトレーナーやアスレチックトレーニングを学ぶ学生を対象にまとめられています。また、一部キネシオテーピングの技法についても説明しています。さらに、理学療法士が傷害の予防や治療によく使用する方法についてもまとめられており、ホワイトテープや茶色のストラップテープを用いて、治療を組み立てられるように構成しています。

　なお、ストラップテープについては、理学療法士のJemmy McConell、Brian Mulligan. et al.によって発展した技法を中心にまとめられており、テーピングは補助的な理学療法であると考えられています。

　本書では、疼痛の軽減、生体力学の向上、症状の原因となる解剖学的構造の診断、さらなる傷害や痛みの予防、患者のより早い復帰に役立つテーピング技術を紹介します。

●テーピングと解剖の関係

　テーピングは表面的なサポートのみに見えますが、サポーターなどの既製品よりも及ぼす力や圧が強いという特徴があります。

　例えば、膝蓋骨にかかる負担に左右差がある場合、負担を減らすために膝蓋骨の周囲にテーピングをすることがあります（膝のサポーターでは不十分なとき、テーピングが症状を軽減させることもあります）。

　また、足首を捻挫した時、足首の痛みを軽減させるために、腓骨遠位端の関節を固定することで動きを制限したり、物理的に固定するためにアキレス腱やこわばった筋に圧を加えることがあります。

●テープの種類

　ストラップテープ、アスレチックテープ、キ

表1-1 テープの比較

種類と目的	ブランド例	アンダーラップ	伸縮性	使用者	装着期間
アスレチックテープ ・急性障害の治療 ・スポーツ活動中の障害予防 ・動作の制限 ・浮腫の予防	・ジョンソン＆ジョンソン ・クレーマー ・ミューラー	・アンダーラップ ・または皮膚の保護が必要	・非弾性（使用20分後には機能低下が認められる）	・アスレチックトレーナー ・理学療法士 ・コーチ ・選手 ・その他トレーニングをする人	・活動やスポーツの直後 ・または動く直前
ストラップテープ ・動きの制限 ・正しい姿勢や生理学的欠陥を矯正する ・疼痛動作の制限	・ミューラー ・ロイコテープ ・エンデュラテープ ・ドンジョイ	・カバーロール ・ハイパフィックス ・フィクソムール ・またはつけない	・30%	・理学療法士 ・理学療法士のアシスタント ・作業療法士 ・作業療法士のアシスタント ・アスレチックトレーナー ・その他トレーニングをする人	・48時間〜7日
キネシオテープ ・スポーツでの最大可動域を可能にする ・リンパドレナージの補助 ・浮腫と打撲の除去 ・筋膜制限の緩和	・バランステックス ・スポーツテックス ・キネシオテックス ・ミューラー	・必要なし	・140%	・ATC ・PT ・カイロプラクター ・認定キネシオ専門家 ・その他トレーニングをする人	・3〜10日

【監訳者注】日本国内におけるストラップテープの販売に関しては、ミューラー、ロイコテープが確認されており、ネット販売もしくはスポーツ店で取り寄せることができる。またアンダーラップに関しては、国内ネット販売でカバーロール、フィクソムールが入手可能であり、海外サイトではあるがハイパフィックス（Hypafixで検索）も購入できる。

ネシオテープの3つを比較してみましょう。（表1-1）

アスレチックテープ（図1-1）は、異常な動き、または過度の動きを制限し、筋を補助し、固有感覚のフィードバックを高め、安定性を高めます（Perrin, 2005）。しかし、その効果は20分ととても短いため、活動やスポーツの直前、動いた直後などの使用に適しています。

ロイコテープやストラップテープ（図1-2）には、30%程度の伸縮性があり、身体の部位的補強に役立ちます。この伸縮性の少なさは、身体活動やスポーツをする人、テープの安定性を必要とする人に特に重要です。ストラップテープはガムテープのように非常に粘着性が高く、直接使用すると皮膚を傷つけてしまう可能性があるため、まずアンダーラップを巻きます。アンダーラップも皮膚を固定する補強の役割があります。なお、このテープの効果は、シャワーを浴びた後、2日から1週間程度と考えられています。

その他に使用される治療用テーピングとしてはキネシオテープ（図1-3）があり、伸縮性は140%程度あります。キネシオテープは最大可動域まで動きを可能にし、リンパの流れを助

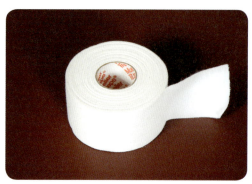

図1-1　アスレチックテープ

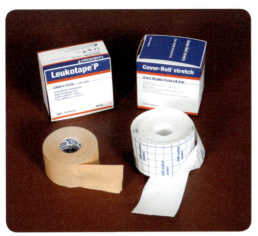

図1−2 ロイコテープ（ストラップテープ）、カバーロール（アンダーラップ）

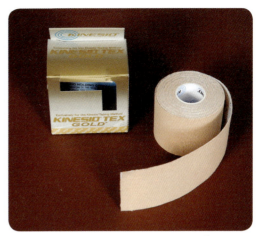

図1−3 キネシオテープ

けます。このテープはアンダーラップなしで皮膚に直接使用できます。また、可動域以上に関節を動かす場合、筋表面やその拮抗筋がどのように働くかによって、アスレチックテープとストラップテープのどちらを使うかが決まります。キネシオテープはストラップテープのように、10日程度効果が持続するとされています。

キネシオテープはとても人気があるにもかかわらず、傷害の治療に関する根拠は少なく、高いエビデンスはありません（Thelen, Dauber, and Stoneman, 2008 ; Vanti et al., 2007 ; Gonzalez-Iglesias et al., 2009 ; Garcia-Muro, Rodríguez-Fernández, and Herrero-de-Lucas, 2009 ; Fu et al., 2008 ; Hsu et al., 2009）。しかし、キネシオテープは痛みの軽減、可動域の向上といった整形外科的な傷害だけではなく、脳卒中や脳麻痺のような神経学的な問題がある患者に対して、徒手療法やエクササイズのような他の理学療法と組み合わせて使用した際、筋電図などの電気活動に変化が認められたとの報告があります（Adamczyk et al., 2009; Farrell, Naber, and Geigleet, 2010 ; Hadala and Barrios, 2009 ; Jaraczewska and Long, 2006 ; Yasukawa, Patel, and Sisung, 2006）。

●なぜストラップテープなのか

前述のように、一般的なアスレチックテープは、身体活動の20分後に固定力が低下するという研究報告があります（Bragg et al., 2002）。一方、アンダーラップとストラップテープを使用した場合、固定力がほとんど低下せずに長時間競技活動が行えるだけでなく、粘着性もとてもよいと報告されています（Passerallo and Calabrese, 1994）。

ストラップテープを適切に使用することには、以下の利点があると考えられています。

・希望する活動や機能への早期復帰が可能（Whit tingham, Palmer, and MacMillan, 2004 ; Vicenzino et al., 2003 ; Alexander et al., 2003）

- 疼痛運動の制限と可動域の拡大（Conway et al., 1992；Bockrath, Malone, and Conway, 1993；Cushnagan, McCarthy, and Dieppe, 1994；Cerny 1995；Powers et al., 1997；Gilleard, McConnell, and Parsons, 1998；Cowan et al., 2002；Franettovich et al., 2008；Whittingham, Palmer, and MacMillan, 2004；Ancliffe, 1992；Morin and Bravo 1997；Warden et al., 2008；Vicenzino et al., 2003；Ng & Cheng, 2002, 2009；Hinman et al., 2003；Herrington, 2001, 2004, 2009；Hyland et al., 2006；Christou, 2004；Richmond et al., 2009；Quilty et al., 2003；Crossley et al., 2001, 2002；Wilson, Carter, and Thomas 2003；McConnell, 2000, 2002；Bennell et al., 2007；Host 1995；Lewis, Wright, and Green, 2005; Shamus and Shamus, 1997；Alexander et al., 2003；Moiler, Hall, and Robinson, 2006；Peterson, 2004）
- 関節の機械的支持と安定化（Peterson, 2004；Meier et al., 2008；Lange, Chipchase, and Evans, 2004；Delahunt, O'Driscoll, and Moran, 2009; Crossley et al., 2009；Nolan et al., 2009; Herrington and Al-Shebli, 2006；Alexander et al., 2003；Lewis, Wright, and Green, 2005；McConnell, 2002）
- 姿勢または関節の調整や補正（Lewis, Wright, and Green, 2005；Host, 1995；Crossley et al., 2009；Herrington, 2004, 2009；Hyland et al., 2006；Peterson, 2004; Morin and Bravo, 1997；Van de Water and Speksnijder, 2010；Schoffel et al., 2007；Bennell et al., 2007；Adams and Madden, 2009,; Hyland et al., 2006；Car ter and Chockalingam, 2009；Lange, Chipchase, and Evans, 2004；Nolan et al., 2009；Franettovich et al., 2008）
- 筋肉の促進または抑制（Alexander et al., 2003；Tobin and Robinson, 2000；Gilleard, McConnell, and Parsons, 1998；Carda and Molteni, 2005；Ernst, Kawaguchi, and Saliba, 1999；Herrington, 2001；Maguire et al., 2010；Lewis, Wright, and Green, 2005；Iosa et al., 2009；Hall et al., 1995；Kilbreath et al., 2006；Miller and Osmotherly, 2009）
- 固有受容性感覚の発達（Hughes and Rochester, 2008；Alexander et al., 2003）
- 関節可動域訓練の補助的な治療（Alexander et al., 2003；Vicenzino, 2003；Vicenzino, Paungmali, and Teys, 2007；Shamus and Shamus, 1997；Adams and Madden, 2009；Mulligan, 1999）
- 過剰運動症候群の管理や治療（Simmonds and Keer, 2007）

●テーピングに関するガイドライン

テーピングの最初のステップは、何が症状を悪化させているか、もしくは何が症状を引き起こしているかを的確に把握することです。これは患者が望む生活ができるようになるために特に重要なことです。

例えば、膝前面に痛みがあり椅子での生活をしている患者がいたら、最初の治療としては痛みが出ないように膝にテーピングを巻くでしょう。しかし、膝前面に痛みのある患者で偏平足のマラソンランナーに対する治療では、適切な

足のアーチが膝痛を減少させると考えるため、足と踵へのテーピングから始めます。

テーピングは下記を含めたその他の治療の補助としても用いられます。

- アンバランスな筋肉の運動
- 固い筋肉のストレッチ
- バランス感覚の訓練
- 負荷活動中に適切な生体力学となっているのかの評価と教育
- 関節と軟部組織を制限するための徒手療法
- 物理療法で用いる（痛みのコントロールや筋肉の再教育のための）冷、却、電気刺激

一方、テープをどのように用いて目的を達するかを決めるためには、解剖と生体力学について十分な知識が必要です。

上達のためのポイント

アスレチックトレーナーはアスレチックテープに慣れていますし、理学療法士はストラップテープに慣れているかもしれませんが、両者には違いがあるため注意が必要です。

アスレチックテーピングの多くの技法は、ストラップテープの技法を使用しやすいように修正したものが多いようです。ストラップテープは、部位を強化する目的があり、筋収縮を増強もしくは抑制するため、治療的な役割が強く、より長時間の継続的な補強ができることが特徴です。患者やその家族は、治療者が用いているテープの目的やその技法を理解すると、いかにテープが効果的かが分かります。テーピングは患者の痛みや症状を軽減し、さらに予防が可能であることから、とても有益な方法なのです。

しかし、テーピングだけでは、傷害の予防や治療の補助ができないことを理解する必要があります。特に、医療専門職の資格保持者は、病態を理解し、適切な治療を選べるようになることが最初のステップです。

テーピングにおける安全上の注意

テーピングを行う際には、いくつか注意しなければならない点があります。

ラテックスなどの粘着剤に対するアレルギー

ほとんどのアンダーラップはラテックスを含みませんが、ロイコテープやその他のストラップテープはラテックスを含んでいます。ただし、ストラップテープを肌に直接当てなければ、大抵はラテックスアレルギーの人でも問題ありません。もし、ラテックスなどの粘着剤にアレルギーがあったり敏感肌であったりするならば、テープの下に赤い発疹が現れ、痒みが出るでしょうし、場合によっては水泡もできるかもしれません。アレルギーは大抵、使用後24時間以内に症状が発現します。

特に長時間テープを使用していればテープを外した時に肌が赤くなっているのは当然のことです。これは大抵数分から数時間以内に治まります。コルチゾンやその他の局所消炎クリームで肌の炎症を和らげることができます。肌が影響を受けた部分に液体性酸剤やマグネシア乳液を塗る、もしくはテープを貼る前に皮膚保護剤を用いることも有用です。もし皮膚が過敏になったり炎症を起こした場合は、テープの使用を短時間のみにするべきです。

摩擦や水泡

摩擦は肌の上やアンカーテープ（その他のテープを固定するためのアンダーラップやストラップテープ）の下でテープが激しく引っ張られた際に発生します。伸張と過度の運動（一般的

には膝前面周囲に見られる）は皮膚の損傷や裂傷を引き起こすでしょう。

　もし患者がテープの下の限られた部位に痛みを訴えたら、注意してゆっくりテープをはがしてください。ただし、この部位の皮膚は時間とともに丈夫になり、将来的には影響は少なくなるはずです。

関節可動域の制限

　患者が必要とする可動域（ROM：range of motion）の範囲を意識してください。テープを貼る際には関節可動域を制限しない、またはパフォーマンスを制限しないようにするべきです。

末梢での循環障害

　関節の周囲を完全にテーピングする際は、遠位の循環障害が起こらないよう、あまりきつく巻かないように注意する必要があります。締めすぎると静脈還流を妨げ、手や足が腫脹し、より重篤な合併症を引き起こすでしょう。

敏感な皮膚

　敏感肌の人（年配者や子供、結合組織疾患の患者など）にテーピングをする場合や、傷が露出したりかさぶたになっている場合、完全に閉じていない手術跡の上などにテーピングする場合は、注意が必要です。

　傷の状態を確認するために短時間でテープを外したり、露出した傷やかさぶたに包帯を巻き、その上からテープを貼ることも可能です。場合によっては2〜3日程度皮膚にアンダーラップを試すことで、耐性があるかを調べることも必要です。

体毛が濃い場合

　テープを皮膚に直接貼ることで粘着しやすくなりますが、その部位に体毛が多いとテープの固定が困難になります（体毛に沿ってテープをはがす際には激痛を伴います）。そのため、テープを貼る部位の体毛は剃る必要があります。

テーピングの適用

　テーピングの際に考えられる一般的なステップです。なお、テープは室温で保管してください。高温下で保管すると、ストラップテープはロールから引き出しにくくなるでしょう。

▶1

　何を目的にテープを巻くかを決めてください（例えば、ROMを減少または増加させるため、機能向上のためなど）。症状を軽減させるために、最も効果的なテーピング方法を考えてください。

▶2

　テープを巻く部位の準備を整えてください。体毛を剃り、清潔にし（もし皮膚が汚れていたり油っぽいようであればアルコールで拭きます）、邪魔にならないように衣類を脱いでもらいます。また、テープの粘着物が皮膚に残っていないかを確認し、残っている場合にはテーピング前に粘着物リムーバーで除去してください。

テーピングに必要な道具

・消毒用アルコール
・アンダーラップ
・ストラップテープ
・カミソリ（体毛が濃い場合）
・粘着物リムーバー

▶3

　テーピングを行いやすいように、患者を解剖学的肢位にしてください。一般的に胸腰部接合部より上位にテープを巻く際は座位で、腰椎より末端にテープを巻く際には、前屈位、仰臥位、立位がよいでしょう。背中や骨盤は通常立位で行います。いくつかの技法は2名の施術者で行うのが効率的でしょう。

▶4

　ストラップテープが皮膚に当たらないように、アンダーラップを測ってカットしてください（足部へのテーピングの場合は除きます）。

▶5

　皮膚に時々しわや縮みができるように適度な張りを作った状態でアンダーラップを巻き、ストラップテープをカットします（図1－4）。

▶6

　患者が望む動作（例えば、歩行のための足首のテープ、膝の屈伸のための膝のテープなど）に必要なROMまで関節を動かせるように、テープの基準を評価する必要があります。もし引っ張りが弱い場合は、テープの端に圧を加えた

り、それを固定するためにアンダーラップの端にアンカーテープを加える必要があります（図1－5）。

▶7

　症状の変化を見極めた上で、痛みをコントロールしてください。痛みを引き起こす動きがある場合、痛みをすばやく軽減させるようにテーピングを貼るべきです（例えば、足のテーピングは歩く際の踵やアーチの痛みをすぐに改善しなければなりません）。

　時には、引っ張る力や方向により、テープの貼り直しが必要となります。もし、ストラップテープによって症状が改善しなかったり、他の部位に痛みが起こったりするのであれば、貼り直さなくてはなりません。

▶8

　基準は皮膚の強さによって異なりますが、ストラップテープは発汗やシャワーの程度によっては2～7日貼ったままの状態にできます。しかし、水泳のように過度に水にさらされた状態では粘着力は減少し、テープの端がほころび、はがれ始めます。十分な張りがなくなったり、症状が元の状態に戻り始めたりした場合は、テ

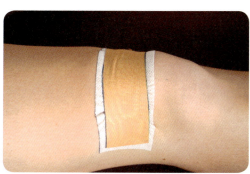

図1－4　ストラップテープの張りにより、アンダーラップがしわになる

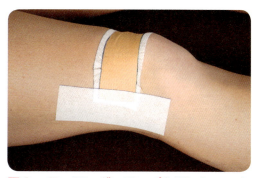

図1－5　アンダーラップを用いたアンカーでの固定

ープをはがすべきです。

　患者が望む姿勢を維持する力がつくまで、または支持した部位が活動中でも十分安定できるまでは、テーピングをしなくてはいけません。一般的に、症状が急性ならば活動時のみテーピングを3～5日行います。痛みが軽減したら、徐々に活発な活動を増やし、テーピングを貼るのは特別な活動の時のみに限るべきでしょう。通常の活動に戻るまでには、患者の運動強度や身体の使い方の修正に必要な時間によって、数日から数週間、あるいは数カ月かかる場合もあります。

　筋力の改善や持続力の向上が認められれば、テープは必要なくなるでしょう。しかし、生体力学的に適正な姿勢を維持しなければなりません。もし誤った姿勢が症状を引き起こしている可能性があるなら、正しい姿勢を教える必要があります。

▶9
　テーピングを外す際は、アンダーラップの端から皮膚を傷めないようにゆっくりとはがしてください。シャワーや入浴、また水泳の後のように、テープと皮膚が湿っていれば簡単にはがせます。足のようにアンダーラップのない部位は、皮膚を傷つけないように、気をつけてはがしてください。

●本書の資料について

　本書では第2章～第6章にかけて、テーピングの技法やその目的を記載していますが、ストラップテープについて学ぶと、さらに役立つはずです。

　一般に、テーピングを行うのに必要とされる時間は、テーピング技法を見極め、準備をして、実際に施術を行う時間を含みます。所要時間はテーピングを行う部位の範囲、治療者の手際のよさ、アシスタントを必要とするかどうかによって5～15分程度変動するでしょう。

　米国では、理学療法士による治療、神経筋再教育、テーピングにかかる時間の目安は15分程度です（保険でカバーされている範囲）。

第2章 足首と足部

The Ankle and Foot

　足首と足部（足底の表層部を除く）には、小さな筋線維または脂肪組織があります。そのため、この部位（脛腓関節、ショパール関節、リスフラン関節）は、皮膚に貼るテープが関節の動きなどに著しく影響を与えます。足首全体の装具がなくてもテーピングにより正常な足首や腓骨の位置（遠位部）に固定することができるため、関節やアーチのサポートが可能です。ストラップテープによる運動制限は、障害が起こりそうな関節の最終可動域の動きを制限できます。ストラップテープは粘着質であるため、距腿または距骨下関節に有効なサポートが可能です（Ator et al., 1991）。

　素足（体操、ヨガ、ピラティス）やバレエシューズやダンスシューズなどのシューズ、足に合わないひも靴（例えば、強い滑り止めのある靴、レスリングシューズ、ドレスシューズ）などでは、足へのテーピングはときに必須となります。

　アーチは加齢とともに、足の回外運動や力学的変化の増加による重力や体重の加重効果を受けるために崩れる傾向にあり、痛みや腱炎などの症状を引き起こします。そのため目的に応じた適切な靴を選択することが重要です。アーチテーピングにストラップを加える技法は、素足で運動する患者と足首や足に問題のある患者の両者に最もよく用いるものです。足首や足にテーピングを行った上で立ち上がってみれば、効果の違いに気付くでしょう。

　本章で紹介するテーピング技術、疾患と治療は以下の通りです。またテーピングと類似する装具やカスタム装具についても触れます。

足首や足部のテーピング技術

①ローダイ（アーチテーピングその1）
②クロスX（アーチテーピングその2）
③舟状骨の拳上（アーチテーピングその3）
④足の距骨が中間位な状態で行うスターアップのサポートと修正版ハイダイ
⑤踵骨反転グライド
⑥踵骨反転グライド（代替法）
⑦アキレス腱の負荷軽減
⑧腓骨末端の移動
⑨外反母趾の矯正

⑩第1中足骨-楔状骨グライド
⑪第5中足骨上方グライド
⑫第5中足骨立方骨上方と足底グライド
⑬腓腹筋の負荷軽減

足首や足部の疾患と治療
- 踵の刺激と痛み
- 足底腱膜炎
- モートン神経腫
- シンスプリント
- 捻挫と痛み
- 脛骨ストレス症候群
- 中足骨痛
- 足根管症候群
- 足のアライメント異常による膝・臀部・腰の痛み
- 足首や足の腱炎
- アーチ崩れ（回内足）
- 足根骨の癒着
- 踵骨滑液包炎
- 足首骨折のリハビリテーション
- アキレス腱炎や一部断裂
- 分離症
- 慢性の外側および内側足関節痛や捻挫
- バニオン
- 足底靭帯の傷害（足趾過屈曲）
- ターフトゥ（外側側副靭帯や過伸展傷害）

体毛が濃い場合は、十分な粘着力を保つためにテーピングを巻く前に患者のすね毛を剃っておくことをお勧めします。そしてテープを巻く場所は、常に清潔にしておきましょう。

皮膚が弱い場合や敏感肌の場合は、ストラップテープを巻く前にアンダーラップをしてください。患者が汗をかいている場合は粘着力が弱くなるかもしれないので、粘着が長く持続するように、ストラップテープ単体での使用が望ましいでしょう。

● 足首と足部の解剖

足首は脛骨、腓骨、距骨（距腿関節）、距骨下関節（距骨と踵骨）、距舟踵関節、踵立方関節で構成されています。足の形状や位置は、靭帯固定、筋腱の長さ、舟状骨の高さ、内側アーチの高さ、足底関節、中足根関節、中足趾節関節（MTP：metatarsophalangeal）、趾節間関節（IP：interphalangeal）などの骨や関節の位置などの影響を受けます。足首や足はバランスを維持するための固有感覚として重大な役割を持っています（でこぼこのある場所での活動など）。

踵が地面から離れるような運動（ランニング、ジャンプ、ウォーキング）では、足底面全体ではなく母趾球だけの支えとなるため、足首は歪みや捻挫に対して脆弱になります。

● 根拠

足の回内運動の軽減とテーピング

治療者は、過度の回内に由来する痛みや症状を治療するために、ストラップテープを用いて、一時的に足の回内を調節することがあります。この「ハイダイ」と「ローダイ」と呼ばれるストラップテープ法はRalph Dyeによって考案されたものです。縦の内側アーチと過回内足を減少させるためのサポートである「ローダイテーピング」は、足のみに適用されます。一方、「ハイダイテーピング」は過回内に関連した内側力に抵抗し、足首の過度な動きを予防し、足首の不安定性を支持するために足上から下腿（脛骨と腓骨）にテープを付着させます（carter and

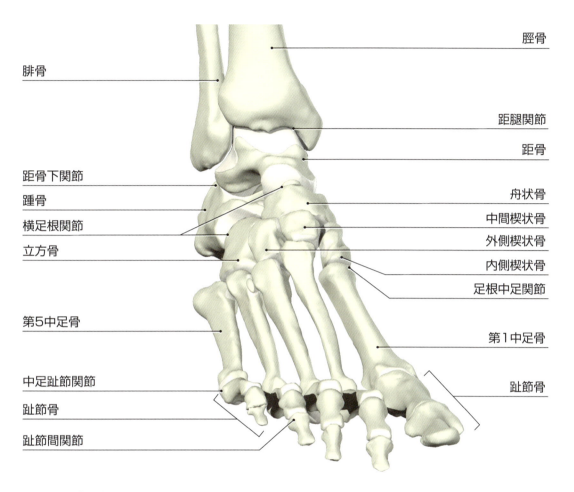

Image courtesy of Primal Pictures.

下肢の骨格

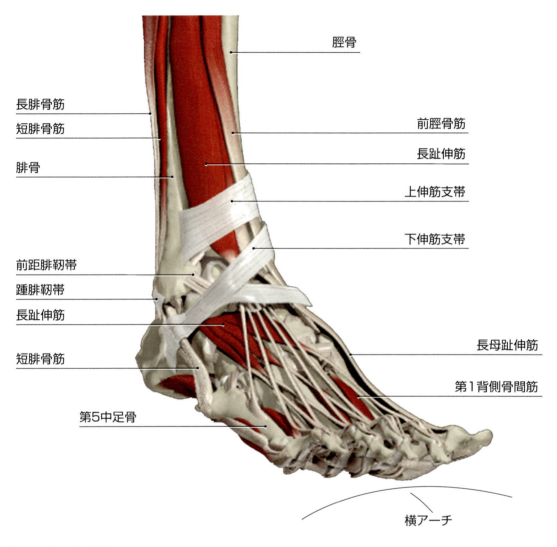

前外側足の骨格と筋群

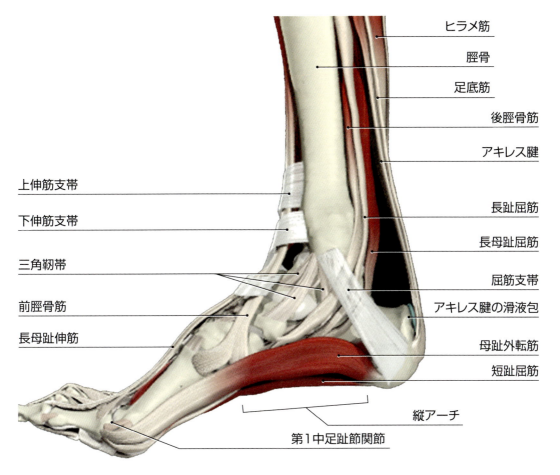

中間足の骨格と筋群

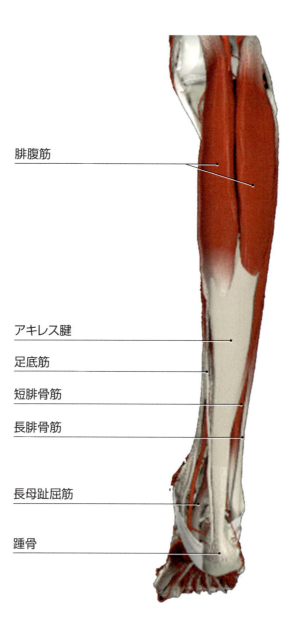

下肢の後面筋群

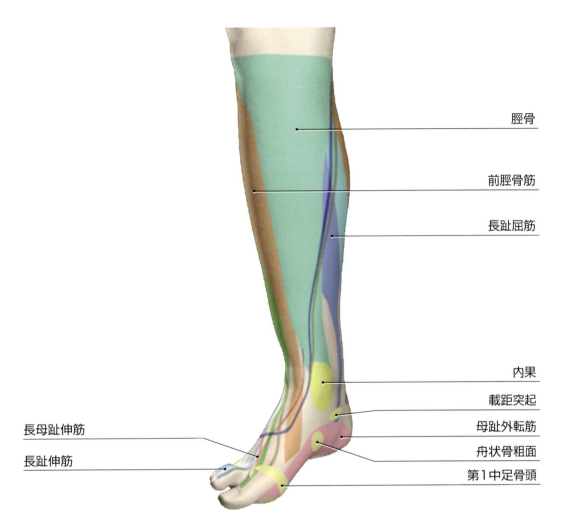

下肢の表層解剖

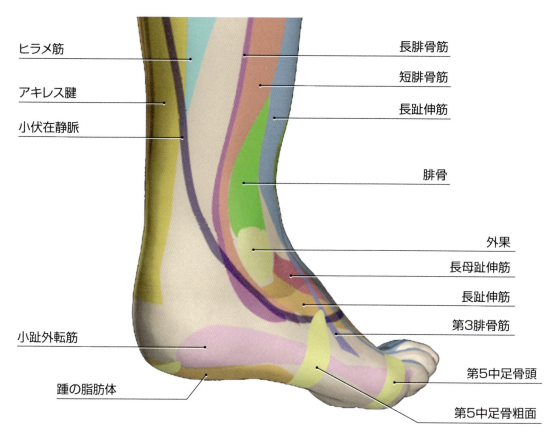

下肢の表層解剖

chockalingam, 2009）。

　文献によると、Franettovich et al.（2008）は反回内テープよって舟状骨と内側縦アーチの高さの改善、脛骨回内と踵骨回外の減少、静的・動的活動下での足底圧の改善など、バイオメカニカル的な効果を報告しています。

　さらに踵骨外反歩行において、回内の可動域を5％減少させることは、ジョギング中の縦のアーチの高さを33％上昇させることにつながるとされています。

　過去の文献にも、テーピングによってアーチを高くすると、足先の痛みや外傷の治療に有益であるという報告があります。また、ローダイテーピングを12日間継続した場合に、足の肢位に変化が認められた報告されています（Frannettovich et al., 2009）。

　一方、Lange, Chipchase, Evans（2004）の研究では、ローダイテーピングは足底への圧力を改善し、舟状骨を10mm下げると報告しています。足底圧とそのピークが、足底外側中央とつま先で増加すると、踵と足底外側の圧の減少によって、回内が改善することが提唱されています。ローダイテーピングは、足底外側中央の足底圧を有意に上昇させることが報告されており（Vicenzino, McPoil, Buckland, 2007）、Russo and Chipchase（2001）も同様に証明しています。ほかにも、Nolan et al.（2009）の研究では、無症状の過回内患者（舟状骨の落下が10mm以上と定義）に用いることを提唱しており、一般的に足底外側の足底圧のピークは歩行開始10分間程度で減少するものの、ローダイテーピングを行うと20分以上運動してもその圧が継続することが報告されています。

テーピングと筋肉の促進

　テーピングは弱い筋肉をサポートすることにより日常の活動を促進させる役割があります。Iosa et al.（2009）の研究では、テーピング治療期間中に歩行が改善され、6カ月後にもその効果が継続したことを報告しています。また、予備的証拠では、反回内テープは激しい活動中に下肢の筋活動を低下（45％の脛骨の後方移動）させると報告しています（Franettovich et al., 2008）。

テーピングと関節位置の矯正

　立方骨の亜脱臼は、足部への外力から起こることがあり、その結果、患者が足部の中間外側に痛みを訴えることがあります。Adums and Madden（2009）は、立方骨亜脱臼後の治療として、マニュピレーションや補強、行動修正、装具といった他の保存療法よりもテーピングを推奨しています。多くのアスリートやダンサーは、治療終了後に完全復帰をしています。

　Hopper et al.（2009）の研究では、慢性的な足首の不安定性を持つ被験者に対する足首へのMulligan外側テーピングは、静的や動的なバランス運動に影響しないと報告しています。一方、Delahunt et al.（2010）は、腓骨の整復テーピングや距骨の引き上げテーピングは足首に大きな影響は与えないが、参加者は安心感と安定感が改善したと報告しています。

　テーピングには、動きに対するモビライゼーション（MWM：mobilization with movement）のような表層の関節に対する治療法の効果を高める役割ががあります。MWMは、通常関節に対する徒手治療（manual therapy）であり、それらは問題のある動作（例えば、痛みが動作を制限したり、痛みで筋肉が短縮する）に対し、残存する能力の回復や部分的な動きの改善に利用されます。

　この技法によって、障害された関節を痛みや障害なしに自由に動かすことが可能です。一般的に平面に垂直な動きか、正常ではない動きへ

の適応と考えられますが、治療的に他の動きにも用いられる例もあります。(Mulligan, 1999)。これらのテーピング技法は可動性を獲得するとともに、関節位置の補強・維持にも効果があると考えられています。

テーピングと固有感覚

テーピングに関する文献では、筋の反応時間、運動感覚、姿勢動揺におけるテーピング技法の効果に関しては、十分に証明されていないとされています（Hughes and Rochester, 2008）。

テーピングと関節安定度

Alt, Lohrer, Gollhofer（1999）による研究では、運動開始時にみられる内反は最大35％、足首のテーピングで予防することができると報告しています。手技にもよりますが、運動30分後では14％またはそれ以上、足首の安定性が低下します。安定性の改善には、テープを力学的に強固にするしかありません。関節の安定化は、神経筋固有受容器や生理的な過程においてプラスであり、筋活動量の増加につながることが証明されています。

Delahunt, O'Driscoll, Morran（2009）は、足首のテーピングは、地面に接触する時、またはその直前に、足の屈曲角度を減少させ、その効果は運動後にも継続されると報告しています。Herrington and AlShebli（2006）は、ストラップテープは可動域を制限しているにもかかわらず、垂直ジャンプのパフォーマンスへは影響しないと報告しています。

テーピングと痛みの軽減、機能の向上

踵の痛みを軽減するためにストレッチやテーピングをしたグループとストレッチやシャムテーピング（関節のメカニクスに影響がない研究用のテーピング）をしたグループを比較したところ、テーピングをした方が効果的であったという報告があります（Hyland et al., 2006）。Alexander et al.（2003）はテーピングにストレッチを加えることで、ある程度の痛みが軽減するというエビデンスはありますが、短期間の足底筋膜炎の患者に対しては痛みが軽減する可能性は少ないことを報告しています。

さらにOcborne and Allison（2006）によると、足底筋膜炎の患者に対しては、ローダイテーピングと4週間の酢酸イオントフォレーシスは推奨できる治療法であると報告しています。

●装具

Meier et al.（2008）は、オーバーユースによって起こった足の痛みに対して、3日間テーピングを行い、矯正可能かどうかを検討しました（図2-2a、b）。テーピングを4週間継続して行った後は、すべてのアスリートに痛みの軽減と機能向上が認められました。この結果は、テーピングによる肢位変化が足の矯正処置として有用であることを示唆しています。もし矯正が患者にとって有益であれば、スターアップ（stirrup）技術を併用したアーチテーピングを用います。痛みが軽減すれば、矯正が推奨されます。

Vicenzino（2004）は、「運動力学的な効果や足の矯正などの臨床的効果が認められている基本的な手技は、さまざまな方法があるために治療者による統一は行われておらず、効果的な方法に関してはまだ確立されていない。その理由としては、信頼性の高い研究が少なく、効果の証明も不十分であることが挙げられる」と述べています（Biomechanical Evaluation of the Foot. vol. 1. clinical Biomechanics corporation, Los Angeles, 1971）。

また、彼はテーピングの有用性を証明するために必要な方法論を報告しており、「患者の評

Footwear
靴

　靴を交換することで、足、足首、膝、股関節、腰の症状や痛みに伴う不定愁訴の改善ができます。靴の改良や補強は、多くの場合に顕著な改善をもたらします。もし、患者が同じ靴を長年使用している（履いている）のならば、靴を調べるべきです。靴底の形や靴の甲の材質がどのように変化はしているかを観察することで、関節が正常に働いているかを判断することができます。詳細な情報を得たい場合は、1988年に雑誌『Physical Therapy』で発表された「McPoil」の論文を参照してください。

　靴のデザインは、地面への反力や下肢の運動学に基づいていることから、症状に合わせて靴の固さやねじれを示すことができます。

　立位時や体重の負荷がかかる活動中に認められる過剰運動や過度な回内足（扁平化した土踏まず）には、底の固い靴が有効で、足の過剰運動性のコントロールや症状の軽減に役立ちます。

　柔らかく捻じれやすい靴（図２−１、図２−２）は、過度な回外足（高いアーチ、固い足）の管理に役立つでしょう。体重負荷による靴の変形は、地面反力の分散を助け、運動足の能力低下を補います。靴底が柔らかすぎると変形が起きやすく、より大きな地面反力と症状の増加をもたらします（McPoil, 1988）。

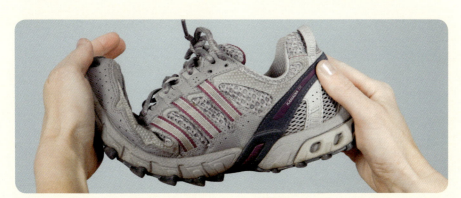

図２−１　シューズの固さのテスト

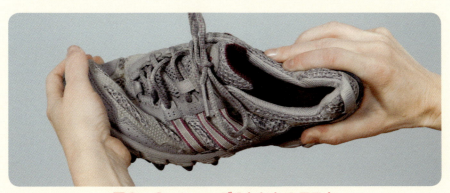

図２−２　シューズのねじれのテスト

価を数量化した上で、効果的な治療法を選択するべきである。患者の状態を評価し、機能障害の状態を考慮した上で、治療方法を選択することはとても大切なことである」と示しています（Vicenzino, 2004の要約）。

　私は痛みの改善のために多くのお金をかけ矯正装具を手に入れましたが、満足のいくような効果は得られませんでした。しかし、この徹底した評価により、現在、靴や矯正装具を変えるだけで既製品の装具でも適切に症状を改善することができます。根拠は少ないものの、50％以上の文献で矯正装具が動作の調整に用いられているという事実があります（McPoil and cornwall, 2007）。足を矯正するには、全体の

足のバランスと接地面積という2つの要因をどうするかがポイントです。足のアライメントは体重負荷のない状態で、角や柱などを用いて、前足部や後足部の変形（例えば、前足部内反・外反、後足部内反）を評価します。ただし、この方法の問題は、距骨下関節が歩行中には機能しないため、動作時の状態が正しく評価できないことです。

　接地に関しては、矯正装具が内側縦アーチの可動性を高めることで、可動範囲を制限しますが、結果として内側・外側縦アーチを安定させます。矯正装具は中足部と後足部の動きを制限しますが、力を発揮することも可能にします。中足部は最も回外・回内する部位ですが、アー

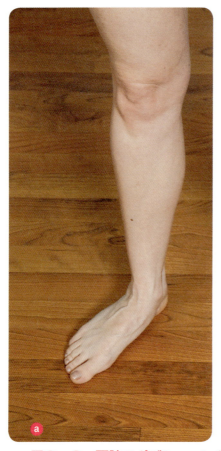 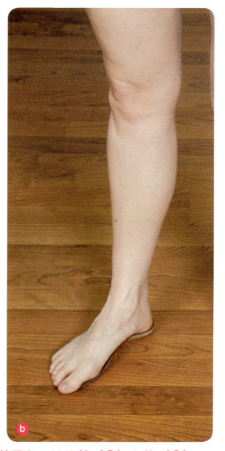

図2－2　下肢のポジショニング。装具をつける前（a）と後（b）

表2-1 足首と足の可動域（AROM）

動き	可動域の目安
足の背屈	20°
足の底屈	50°
足の回外	45〜60°
足の回内	15〜30°
第1中手趾節関節の伸展	70°
第2〜5中手趾節関節の伸展	40°

※ Adapted from Magee, 2006

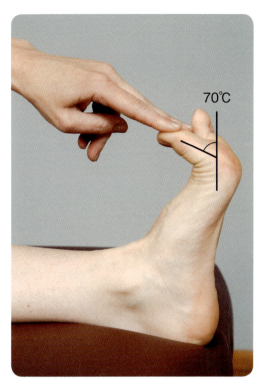

図2-3 第1中足趾節関節の可動域

チの安定性を改善することが確認されています。もし、足の動きを改善したいのであれば、矯正装具を用いて後足部と中足部を補強するべきでしょう。

しかしながら、動きに関する研究では、バランスを補強する装具と接地を補強する装具では、動きを調整する上で大きな差はありません（McPoil and cornwall, 2000；Genova and Gross, 2000；Brown et al., 1995；Gross, 1995）。そのため、どちらか一方の方法を用いて矯正装具をつくればよく、どれを選ぶかは費用によって決まります。

矯正装具は足、足首、膝、股関節、腰の痛みの治療に有用です。市販されている装具（理学療法士や歯科矯正医、足の専門医、その他の医療専門家によって作られた足の型や鋳造）は、どの程度の費用にするかによって、100〜700USドルまでさまざまなものがあります。

もし高額なお金を払いたくないなら、10USドル程度の既製品でも十分です。

スーパーフィート・インソールは活動レベルに応じたラインナップがそろっている装具（5USドルの商品もある）です。立位フォースプレートは入手しやすくなってはいるものの（地域の薬局にもある）、推奨できるフォースプレートはまだ発見できていません。

●評価

近接する腰、股関節、膝、足について徹底した評価が必要です。X線や画像を確認してください。**表2-1**は足首と足の正常な自動的可動域（AROM：active range of motion）を示しています（**図2-3**）。

スペシャルテスト

足首の過剰な運動性の評価には前方引き出しテストを用います。患者は仰臥位で、足首は足底屈10〜15°にした状態で、腓骨と脛骨を固定して踵を前方に押します。もし他方の踵に比べて過度の前方移動があれば、テスト陽性です（cleland, 2007）。踵へのテーピングは踵の過剰な運動に有用です。

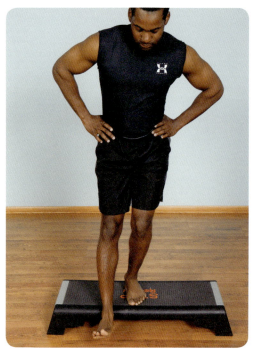

図2-4 片足スクワットの観察。解剖学的な肢位を維持する

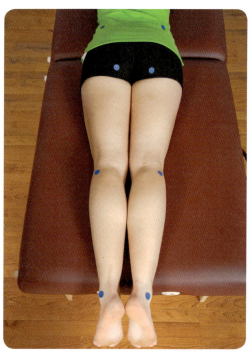

図2-5 下肢の長さを比較する時の触診のポイント

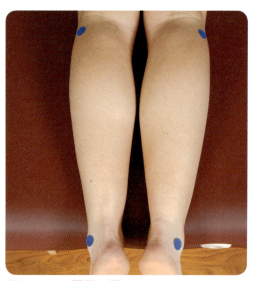

図2-6 脛骨の長さ

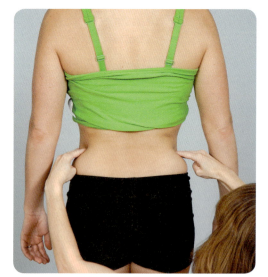

図2-7 腸骨稜の高さ

生体力学的考察

患者がウォーキングやランニング、その他の特別な運動をしている際に、足と足首の位置、回内運動量、踵骨の内反・外反、前足部の内反・外反変化を、詳しく観察してください。具体的には、以下に示す①〜③の要領でチェックします。

①片足スクワットをさせます（第3章p74参照、**図2-4**）。

②脚長を評価します（**図2-5**）。患者を伏

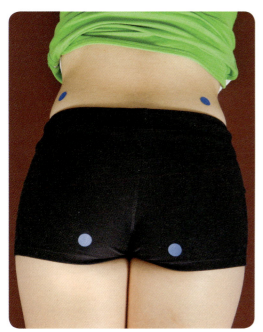

図2−8　腸骨の長さ

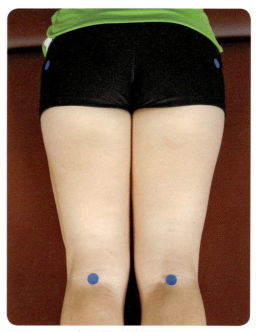

図2−9　大腿骨の長さ

臥位にして、くるぶしの位置で脚長を比較します。その後、膝を90°に曲げて脛骨の高さを比較します（**図2−6**）。もし伏臥位でくるぶしのずれがあれば、脚長差があるでしょう。膝屈曲位での脛骨の高さのずれは、脛骨の長さの不一致を示します（Hertling and Kessler, 1996）。一般的な脚長差は立位時の腸骨陵の高さによって測ることが可能です（**図2−7**）。腸骨における高さの不一致は、伏臥位（腸骨陵と坐骨結節間の距離の比較、**図2−8**）や座位（腸骨陵の高さの比較）でも確認することができます。大腿骨の長さは、大転子から腸骨陵間の距離で評価できます（**図2−9**）。

③どの部分が問題か、また矯正が必要かどうか、さらにはどのタイプの靴を履くべきか、などを決めてください。

テクニック	診断テスト
アキレス腱の負荷軽減	アキレス腱圧迫
高位遠位腓骨	遠位腓骨の付加的移動
第1中足骨—楔状骨グライド	第1中足骨—楔状骨付加的移動
第5中足骨—立方骨グライド	第5中足骨—立方骨付加的移動
第5中足骨背側グライド	第5中足骨付加的移動
立方骨グライド	立方骨付加的移動
踵骨部の逆スライド	踵部付加的移動
腓腹筋の負荷軽減	腓腹筋内側／外側移動
装具の推奨	アーチテーピング（＋固定テクニック）

足首と足部のテーピング技術①

ローダイ

LOW DYE

◆適応

このテクニックは、踵の痛み、足底筋膜炎、モートン神経腫、シンスプリント、中足部の捻挫や損傷、脛骨過労性骨膜炎、中足骨痛症、足根管症候群、膝内側の痛み、股関節や腰の痛みに有効です。また、裸足やきつい靴、もしくはサポートのない靴で運動する際に用いられます。

◆患者のポジション

患者を伏臥位にし、足をベッドから出します。患者を仰臥位にし、足をベッドから出す方法もあります。踵を0°の背屈位とし、距骨をニュートラルポジションとします。

◆施術者のポジション

施術者はベッド、または椅子に座ります。

◆ガイドライン

1. 底屈した状態で、足の内側から踵、外側へとU字にテープを行い、中足趾節関節の近位に終わります（**写真ⓐ**）。
2. 足中央外側からの内側に向けてアーチの下をサポートし、内側縦アーチに2〜4枚のテープを貼ります（**写真ⓑ**）。中足骨頭のテープは前脛骨筋の遠位腱が終わる部分に貼ります。ここは、テープを重ねて貼るには妥当な部位です。ただし、踵にはテープは貼りません。
3. 最後に中足骨頭の足の背側面に固定テープをします。テープがつま先の動きを妨げないように注意してください（**写真ⓒ〜ⓓ**）。

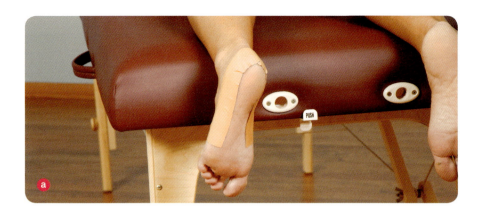

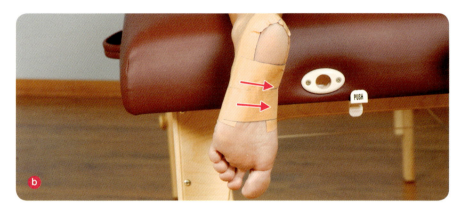

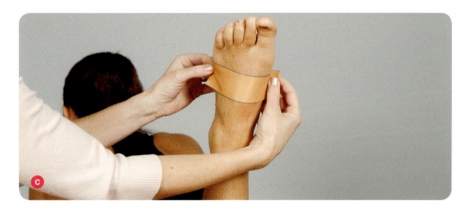

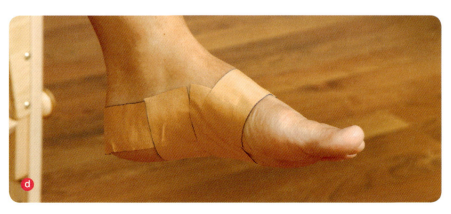

33

足首と足部のテーピング技術②

クロスX

CROSS X

◆適応

　このテクニックは、踵の痛み、足底筋膜炎、モートン神経腫、シンスプリント、中足部の捻挫や損傷、脛骨過労性骨膜炎、中足骨痛症、足根管症候群、膝内側の痛み、股関節や腰の痛みに有効です。また、裸足やきつめの靴、もしくはサポートのない靴で運動する時にも用いられます。

◆患者のポジション

　患者を伏臥位にし、足をベッドから出します。患者を仰臥位にし、足をベッドから出す方法もあります。踵を0°の背屈位とし、距骨をニュートラルポジションにします。

◆施術者のポジション

　施術者はベッド、または椅子に座ります。

◆ガイドライン（McPoil and McGarvey）

1. 粘着性のテープを縦半分に（狭い幅）したものを用います。足底の第1中足骨頭から始め、反対側の踵の後方表面を回ってアーチで交わり、第5中足骨頭の足底表面までくるように貼りつけます（**写真ⓐ**）。
2. 4枚以上のテープ（それぞれ2方向）を用い、6㎜のテープに重ねるように貼ります（**写真ⓑ**）。
3. 前額面で前足と後足の位置を維持し、足関節0°背屈位のまま、足の内側から踵を通過し、外側までくるように、U字にテーピングを行い、中足趾節関節近位に貼りつけます（**写真ⓒ**）。
4. 内側縦アーチから2〜4枚のテープを用います。足の外側、アーチの下を通過し、内側の足にテープを通します。中足骨頭のテープは前脛骨筋の遠位腱が終わる所にあり、テープを重ねて貼るには妥当な部位です。ただし、踵にはテープは貼りません（**写真ⓓ**）。
5. 最後に中足骨頭の足の背側面に固定テープをします。テープがつま先の動きを妨げないよう注意してください（本章p32〜33のローダイの**写真ⓔ**を参照）。

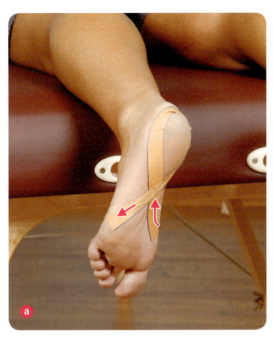

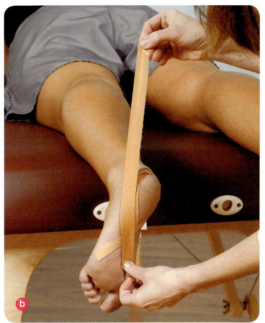

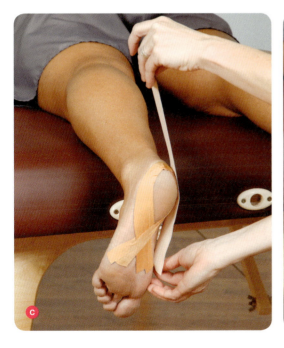

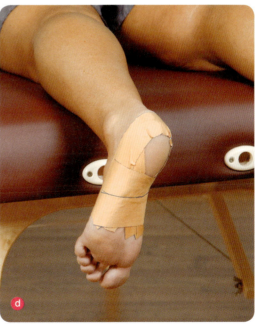

足首と足部のテーピング技術③

足の舟状骨の挙上

NAVICULAR LIFT

◆適応

このテクニックは足の回外の安定性を高めるために用いられます。

◆患者のポジション

患者を仰臥位にし、足をベッドから出します。患者を伏臥位にし、足をベッドから出す方法もあります。踵を0°の背屈位とし、距骨をニュートラルポジションにします。

◆施術者のポジション

施術者はベッド、または椅子に座ります。

◆ガイドライン (Mcconnell)

1. 足根関節の部位から始めます（**写真ⓐ**）。
2. 足の側面から貼っていきます。足の回外位を保持し、またアーチを高めるように引っ張りながらテープを貼りつけ、内側のアキレス腱に終わります（**写真ⓑ**）。

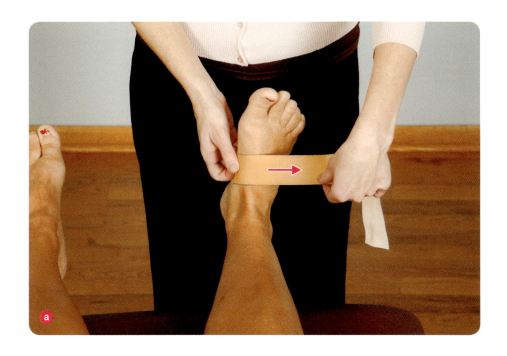

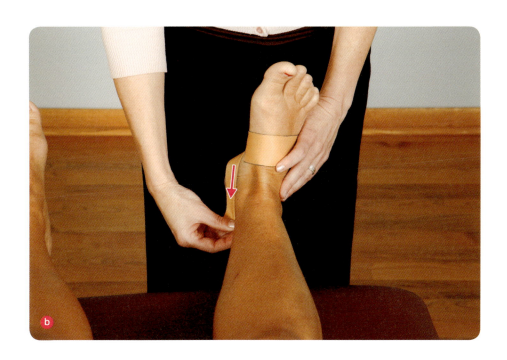

足首と足部のテーピング技術④

距骨が中間位な状態で行うスターアップのサポートと修正版ハイダイ

SUBTALAR NEUTRAL STIRRUP ANKLE SUPPORT AND MODIFIED HIGH DYE

◆適応

　このテクニックは、足底筋膜炎、頻繁に起こる捻挫や足首の弱化、足首や足の腱炎、シンスプリント、偏平足（回内足）、足根骨癒合症、踵骨滑液包炎、アキレス腱炎に有効で、足首の骨折のリハビリテーションとしても有効です。またこの技法は、裸足やきつめの靴、もしくはサポートのない靴で運動する際にも用いられます。

◆患者のポジション

　患者を伏臥位にし、足をベッドから出します。患者を仰臥位にし、足をベッドから出す方法もあります。踵を0°の背屈位とし、距骨をニュートラルポジションにします。

◆施術者のポジション

　施術者はベッド、または椅子に座ります。

◆ガイドライン

1. アンカーテープ（体毛が濃い場合や敏感肌の場合は、アンダーラップを先に用いてください）を行い、足首のくるぶし周りに対して、水平にストラップテープを行います（**写真ⓐ**）。
2. 自然な背屈とし、距骨をニュートラルにします。
3. アンカーテープの外方のくるぶしから始め、足底、内側のアーチ（足底面の皮膚がしわにならないように）、舟状骨、内果まで、足首をニュートラルに保ちながら（過度な内反、外反にならないように）、テープで引っ張ってください。これはスターアップテープ（Stirrup Strip）という手技です（**写真ⓑ～ⓒ**）。
4. アーチをよりよく保つために2枚目のスターアップテープで補強します。
5. **写真ⓐ～ⓒ**の方法については、修正版ハイダイアーチテーピングを組み合わせることも可能です（**写真ⓓ**）。

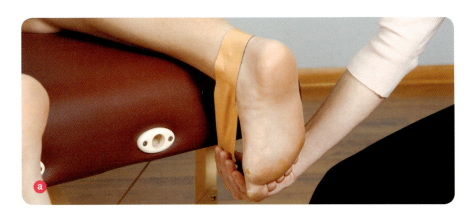

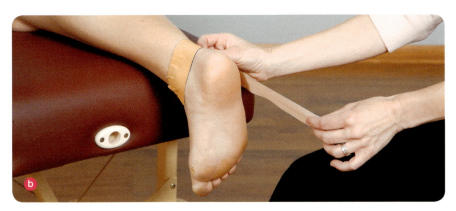

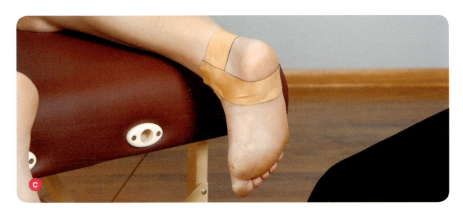

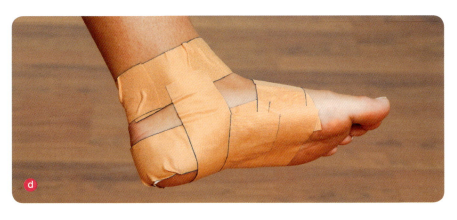

第2章 足首と足部

足首と足部のテーピング技術⑤

踵骨反転グライド

CALCANEUS INVERSION GLIDE

◆適応
このテクニックは、足底筋膜炎、踵の痛みに有効です。

◆患者のポジション
患者を仰臥位にし、足関節を回外位とします。

◆施術者のポジション
施術者は患者の足側に座る、または立ちます。

◆ガイドライン (Mulligan)

1. 踵骨を反対側に動かします。一方の手で、患者の脛骨と腓骨を固定させ、他方の手で踵を逆転させます。
2. テープは踵の後方から始め(**写真ⓐ**)、反対側に踵骨を滑らせたまま(**写真ⓑ**)、踵から内果の部分に縦半分のサイズのストラップテープを引っ張りながら貼り、側面にテープを固定します(**写真ⓒ**)。

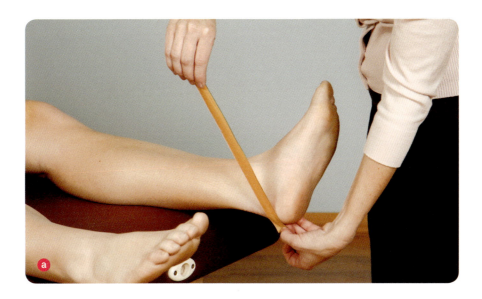

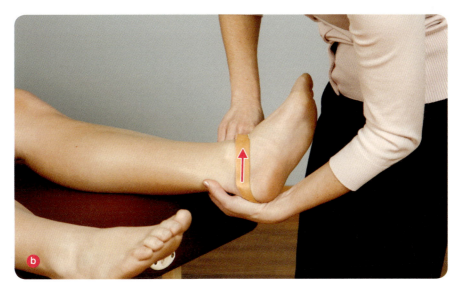

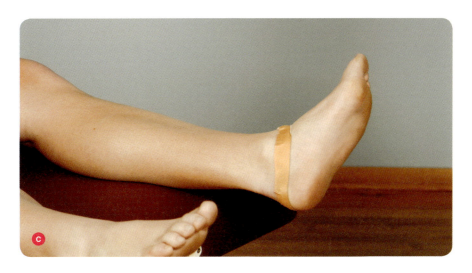

第2章 足首と足部

足首と足部のテーピング技術⑥

踵骨反転グライド（代替法）

CALCANEUS INVERSION: ALTERNATIVE TECHNIQUE

◆適応
このテクニックは、足底筋膜炎、踵の痛みに有効です。

◆患者のポジション
患者を仰臥位にし、足関節を回外位とします。

◆施術者のポジション
施術者は患者の足側に座る、または立ちます。

◆ガイドライン (Mulligan)

1. 1枚目のテープを外果から始め、踵骨を内面に引くようなイメージで内果の内側面にテープを貼り付けます（写真ⓐ～ⓑ）。
2. 2枚目、3枚目のテープも同様に行います。なお、テープはテープ幅の3分の1程度が重なるように、遠位の方向に貼ります（写真ⓒ）。
3. 4枚目のテープを踵裏周囲に貼ります。外果から始め、踵の後面を覆いながら内果に向かって貼っていきます（写真ⓓ～ⓔ）。このテープは、最初に貼った3枚のテープを固定するために貼ります（Hyland et al., 2006）。

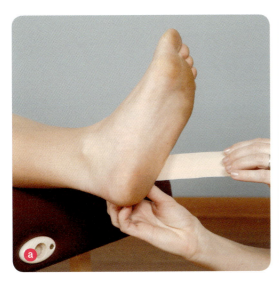

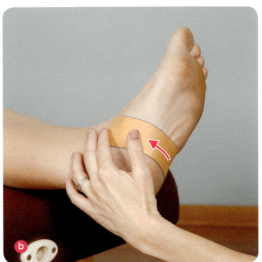

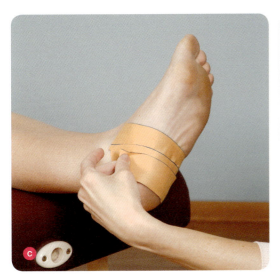

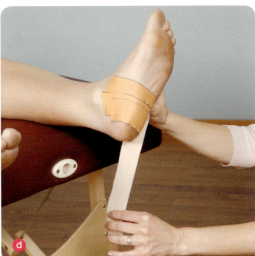

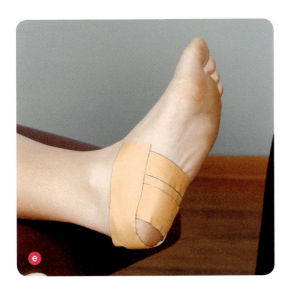

足首と足部のテーピング技術⑦

アキレス腱の負荷軽減

ACHILLES UNLOADING

◆適応

このテクニックは、アキレス腱炎、腱の部分断裂、さらにはシーバー病に有効です。

◆患者のポジション

患者を伏臥位にし、足をベッドの端から出します。患者を仰臥位にし、足をベッドから出す方法もあります。踵を0°の背屈位とし、距骨をニュートラルポジションにします。

◆施術者のポジション

施術者はベッド、または椅子に座ります。

◆診断

アキレス腱の負荷軽減テストを行います。アキレス腱を圧迫した状態で、痛みが悪化する動作やつま先立ちをしてもらいます（**写真ⓐ**）。

◆ガイドライン

1. アキレス腱の負荷軽減テストで症状が和らいだ場合、足首のくるぶし周囲に水平にテープを貼ってください（**写真ⓑ**）。
2. 1〜2枚程度のストラップテープで補強してください。テープがはみ出さないように固定するのがポイントです（**写真ⓒ〜ⓓ**）。
3. アーチテーピングとスターアップのテクニック（本章p38〜39の距骨が中間位な状態で行うスターアップのサポートの**写真ⓐ〜ⓓ**を参照）を併せて行うと、アキレス腱の症状がより軽減するでしょう。

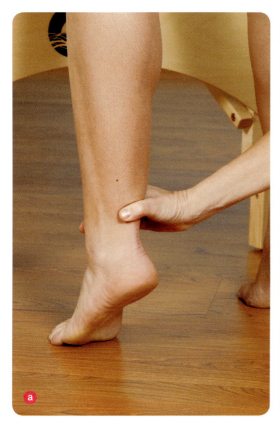
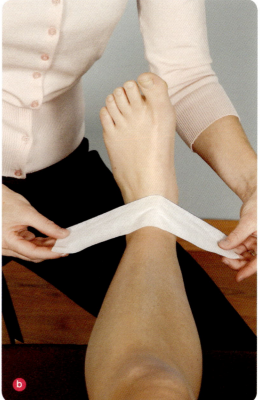
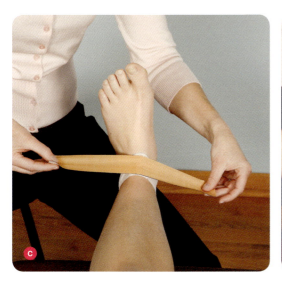
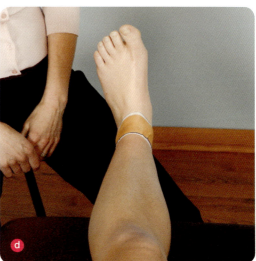

足首と足部のテーピング技術⑧

腓骨末端の移動

HYPERMOBILE DISTAL FIBULA

◆適応

このテクニックは、慢性的な踵外側の痛み、背屈や底屈での踵外側の痛み、過去に足首の捻挫や動揺性がある場合に有効です。

◆患者のポジション

患者は仰臥位でも伏臥位でもどちらでも構いませんが、足をベッドの端から出します。

◆施術者のポジション

施術者はベッドの端に座ります。

◆診断

腓骨の可動性の評価を行いましょう。患者を仰臥位にし、腓骨を前後に動かします（**写真ⓐ**）。痛みが生じたり、腓骨のズレが反対側（対側）に比べて大きい場合は、陽性とします（Beumer et al., 2002）。

◆ガイドライン (Mulligan)

1. 施術者が腓骨の遠位端を前後に動かし、患者の症状が悪化するか、軽減するかを確認します。
2. 3〜6インチ（7.5〜15cm）のアンダーラップを腓骨遠位端に水平に貼ります（**写真ⓑ**）。
3. 腓骨遠位端からストラップテープを始め、腓骨を押しながら後方に引っ張ります。テープを足の後方に固定します（**写真ⓒ〜ⓓ**）。なお、テープで足首を完全に巻かないようにしてください。また、一部の患者では、腓骨遠位が後方に位置していたり、後方から前方に引っ張った時に症状の軽減が認められるため、1〜2枚のストラップテープで補強を必要とする場合があります。

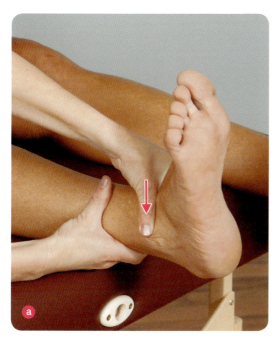

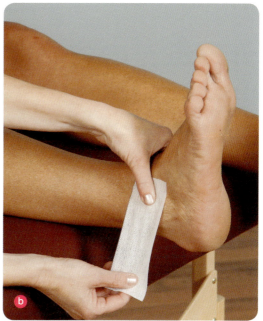

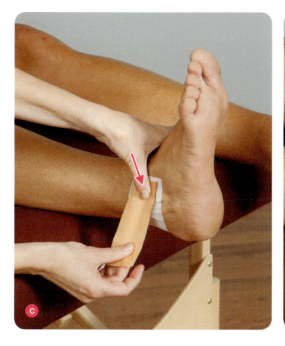

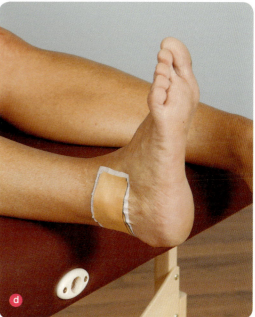

47

足首と足部のテーピング技術⑨

外反母趾の矯正

HALLUX ABDUCTOVALGUS (HAV) BUNION CORRECTION

◆適応

このテクニックは、中足趾節関節の捻挫、足底靱帯の傷害（過屈曲）、ターフトゥ（外側側副靱帯傷害）、第1中足骨のバニオンに有効です。

◆患者のポジション

患者を仰臥位にし、足をベッドの端から出します。

◆施術者のポジション

施術者はベッドに座ります。

◆ガイドライン

1. まず母趾のIP関節の遠位からテープを貼ります（**写真ⓐ**）。
2. つま先を外転させた状態で、不快にならない程度に第5中足骨周辺までテープを引っ張ります（**写真ⓑ**）。
3. 中足趾節関節の遠位と第1趾周囲に固定します（**写真ⓒ～ⓓ**）。

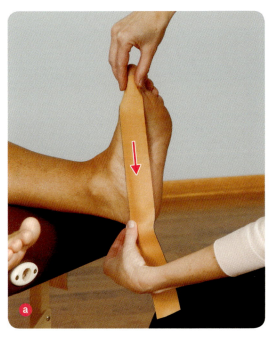

a

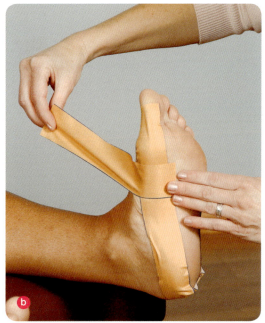

b

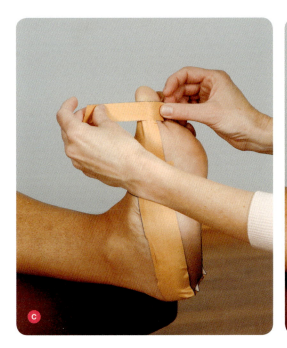

c

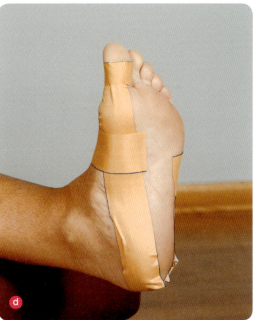

d

足首と足部のテーピング技術⑩

第1中足骨—楔状骨グライド

FIRST METATARSAL–CUNEIFORM GLIDE

◆適応

このテクニックは、足の中央や内側の痛み、楔状骨のズレによる足底の痛みに有効です。

◆患者のポジション

患者を仰臥位にし、足をベッドの端から出します。

◆施術者のポジション

施術者はベッド座るか立ち、患者の足部に位置します。場合によっては、テープを貼る補助者が必要になるかもしれません。

◆診断

第1中足骨と内側楔状骨を動かしてみます（**写真ⓐ**）。足部の上部や内側が痛んだ場合、足根中足関節に傷害があることが分かります。楔状骨の外方の滑りと連動した第1楔状骨の滑りは、足の症状を軽減します。

◆ガイドライン (Mulligan)

1. 縦半分のサイズにしたストラップテープを下腿内側に固定し、楔状骨に圧を加えながら上方へ引っ張ります（**写真ⓑ〜ⓒ**）。
2. 足底に第1中足骨を滑らせます。また、ここから半分の幅のストラップテープを足底から下肢外側に引っ張りながら貼ります（**写真ⓓ〜ⓔ**）。

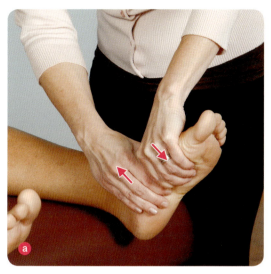

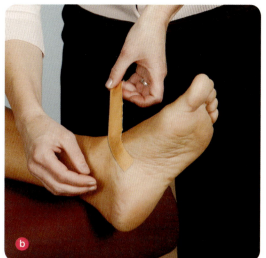

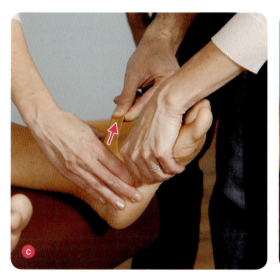

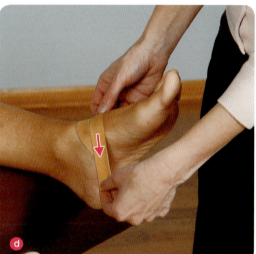

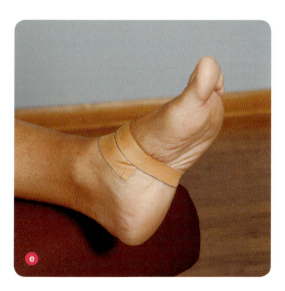

足首と足部のテーピング技術⑪

第5中足骨上方グライド

FIFTH METATARSAL DORSAL GLIDE

◆適応
このテクニックは、第4および第5の足根中足関節の位置を改善する、または足の外側の痛みを和らげることに有効です。

◆患者のポジション
患者を仰臥位にします。

◆施術者のポジション
施術者は患者の足側に立ちます。場合によっては、テープを貼る補助者が必要になるかもしれません。

◆診断
第5中足骨上方の滑りを確認します（Mulligan）。第4および第5、または両方の足根中足関節を上げると、外側の痛みが軽減します（**写真ⓐ**）。

◆ガイドライン (Mulligan)
1. 第4、または第5、あるいはその両方に対して足底から足背へ力を入れることで、中足骨基部に力を加えます。
2. 縦半分の幅にしたストラップテープを踵前外側から貼り、足を上方に引っ張りながら内側の足首に貼り付けます（**写真ⓑ～ⓒ**）。

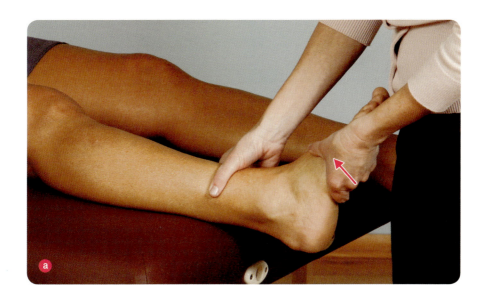

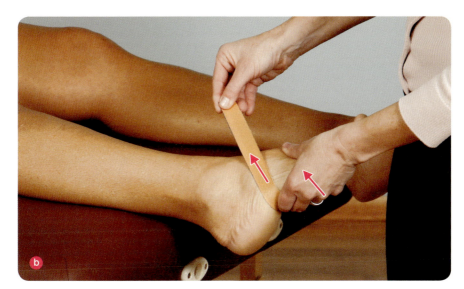

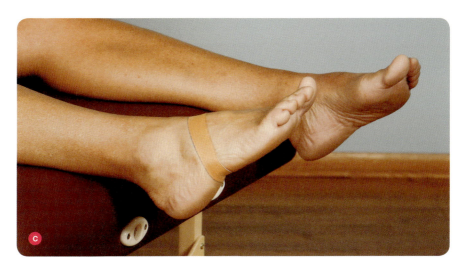

足首と足部のテーピング技術⑫

第5中足骨立方骨上方と足底グライド

FIFTH METATARSAL–CUBOID DORSAL AND PLANTAR GLIDE

◆適応

このテクニックは、下肢外側の立方骨の痛みやスノーボーダーの傷害に有効です。

◆患者のポジション

患者を仰臥位にします。

◆施術者のポジション

施術者は患者の足側に立ちます。場合によっては、テープを貼る補助者が必要になるかもしれません。

◆診断

立方骨上の痛みを和らげるために、立方骨と第5中足骨を外側に動かします。第5中足骨を安定させると、立方骨が上方（背側）に滑り、痛みが軽減します。

◆ガイドライン (Mulligan)

1. 縦半分の幅にしたストラップテープを踵の外側の立方骨に貼り、上方へ引っ張ります（**写真ⓐ**）。
2. 2枚目のテープは、第5中足骨の外側に貼り、反対方向（足底）を通過させ、足部内側に固定します（**写真ⓑ**）。
3. 立方骨が足底に滑ったり、第5中足骨を上方にしたりすることで症状が軽減（反対のテープの力により）する場合、貼り方を逆にするとよいでしょう。なお、立方骨と第5中足骨のライン上でテープが交わらないように（重ならないように）するべきです（**写真ⓒ**）。

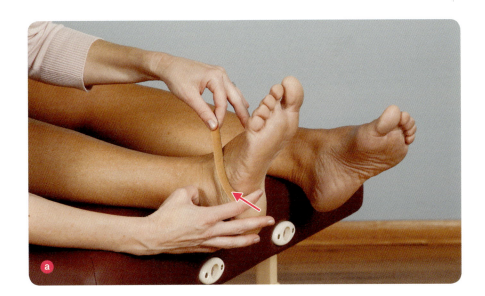

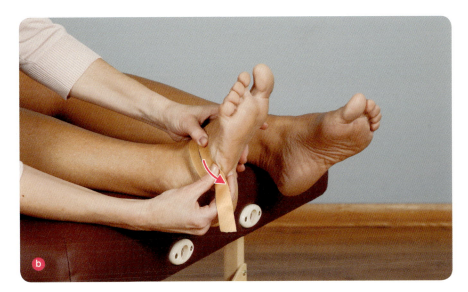

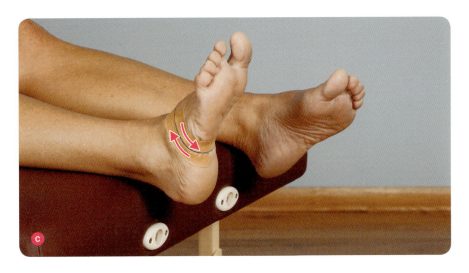

足首と足部のテーピング技術⑬

腓腹筋の負荷軽減

GASTROCNEMIUS UNLOADING

◆適応

このテクニックは、アキレス腱炎や腓腹筋の痛みに有効で、外方への滑りにより痛みを軽減させます。

◆患者のポジション

患者を伏臥位にします。

◆施術者のポジション

施術者は患者の足側に立ちます。

◆診断

どちらかの腓腹筋頭に痛みが存在している場合、腓腹筋の内側または外側に圧を加えることで痛みを確認する腓腹筋の負荷試験を行います（**写真ⓐ**）。痛みが軽減する場合は、このテーピングの手技が有効であると考えられます。

◆ガイドライン (Mulligan)

❶ 腓腹筋頭にアンダーラップを行います（**写真ⓑ**）。
❷ ストラップテープに付け加えて、内側または外側（症状が軽減する方向による）に引っ張るように、テープを腱または筋腹に貼ります（**写真ⓒ**）。なお、テープは脛骨の前まで引っ張り固定します（**写真ⓓ**）。

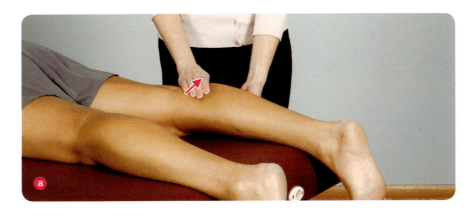

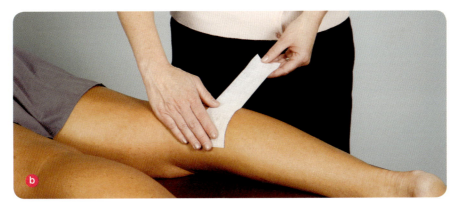

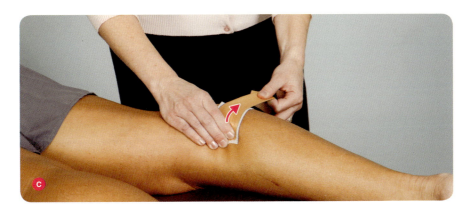

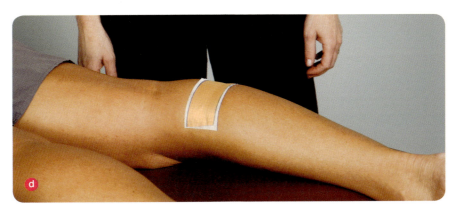

装具

テーピング手技と類似する装具（Brace）を紹介します。

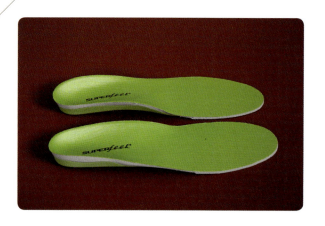

中敷き
（例：スーパーフィート）

すべての靴で利用できる安価な装具。クッション性がよく、アーチの低下予防が可能です。運動によってはおおよそ18カ月程度効果が持続するでしょう。

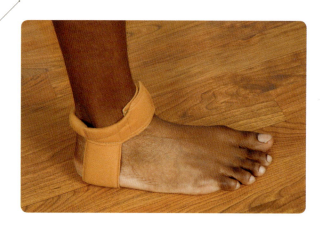

アキレス腱ベルト
（例：CHOパッド）

薬局で入手可能。慢性アキレス腱炎の治療に用います。アキレス腱テーピングの代替法です。

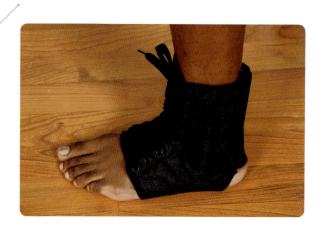

足首のサポート
（ひも付き）

スポーツ用品店で入手可能。浮腫のコントロールや固有受容器の活性化に使用します。

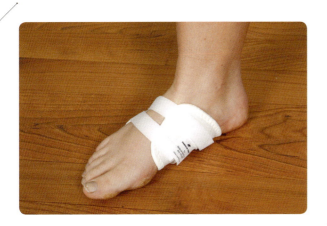

アーチリフト装具

スポーツ用品店で入手可能。靴や運動によっては装着できません。なお、装具の有用性は示されていません。

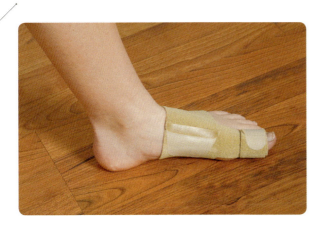

バニオン矯正

スポーツ用品店で入手可能。つま先の位置を矯正するのに役立ちます。下肢に負担の少ない夜間に使用するとよいでしょう。

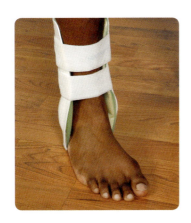

足首の固定装具
(例：エアーキャスト)

スポーツ用品店で入手可能。足首の不安定、靱帯のリラックス、体重負荷の軽減のために用います。ただし、この装具はすべての靴に装着できるわけではありません。

カスタム装具 (踵サポート)

装着するタイプの装具は、内反足や慢性的にアーチが消失している場合、踵の痛みがある場合などに使用されます。またランニングやジャンプ、コンタクトスポーツをする人に効果的です。

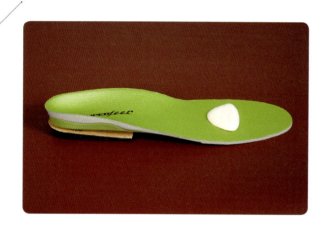

踵上げ

薬局で入手可能。下肢の長さの違いやアキレス腱炎からくる痛み、腓腹筋の緊張の矯正として使用されています。ただし専門家は、この装具の長期間の使用を推奨していません。

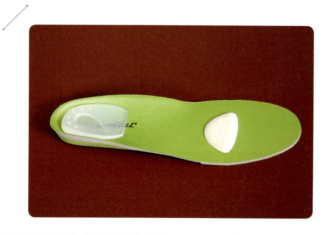

切り取り可能なパッド

中踵の突起の反発材として中足骨や踵骨の結節、足の変形、さらには痛みの軽減などに使用されています。パッドは脱着が可能で、カスタム装具として永続的に使用できます。

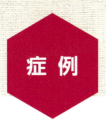
症例

外側の足首の痛みとテーピング

　20歳女性：患者は2カ月前に階段から落ちて、内反足首捻挫を起こしました。足首の前外側に持続する痛みと足関節屈曲時（階段の上り、つま先の持ち上げ）の痛みを訴えていました。

　X線検査では陰性で、外果に軽い浮腫が認められるものの正常の歩行パターンを示しました。また、足関節底屈と回外に抵抗した際に痛みがあり、腓骨遠位の可動性が認められ、ROM測定時に痛みが生じていました。そのため、理学療法では補強エクササイズとROMエクササイズを処方されました。

　3度目の治療の際、10段階中0～4に痛みが軽減していました。足関節底屈時に遠位腓骨を前にグライドさせると痛みが0に減少したので、その位置に足首をテーピングで固定しました。もしまだ痛みが続くようなら治療に来るように伝えましたが来院しませんでした。

足底筋膜炎とテーピング

　32歳女性：患者は長時間の歩行や仕事用の靴で1日中作業をした後、またハイキングシューズで10kmの登山を行った後などに、両側踵の痛みを訴えました。

　検査では腓腹筋とヒラメ筋の緊張、右足の長さの変化が認められました。患者にはふくらはぎのストレッチとテーピング（アーチとU字）を行いました。また、彼女は普段使っているさまざまな靴をクリニックに持参しました。仕事用の靴は補強のない踵の低い一般的な女性用シューズでしたが、ハイキングシューズは補強されていました。

　テーピングを行うと仕事用の靴では痛みがなく、ハイキングシューズでは痛みが軽減すると訴えており、踵の痛みを除去するように補強された仕事用シューズを探してほしいと頼まれました。また、ハイキングシューズ用の矯正装具を作り、もし踵の痛みが続くようであれば、装具の左側にヒールリフトを入れるようアドバイスもしました。数カ月後、彼女は踵の痛みがなくなり、26kmのハイキングができたと報告してくれました。

第3章 膝

The Knee

　膝蓋大腿症状のテーピング（例えばMcConnellテーピング）に関しては、膝へのストラップテーピングが最も一般的でしょう。膝蓋骨は表層にある骨であり、テーピングが直接膝蓋骨の動きをコントロールできるため、この部位へのテーピングはとても有効な手段となります。

　膝周囲にはその他の組織（腱、脂肪体、滑液包）も表層に存在していることから、テーピングは各組織の痛みを取り除く手段として有効であると考えられます。

　本章で紹介するテーピング技術、疾患と治療は、以下の通りです。

膝のテーピング技術
①膝蓋骨の内側グライド（＋傾き補正）
②膝蓋腱の負荷軽減
③膝蓋下の脂肪体の負荷軽減
④鵞足部滑液胞の負荷軽減
⑤腸脛靭帯の負荷軽減
　（ITBシンドローム）
⑥腓骨近位のグライド
⑦脛骨大腿骨のねじれ
⑧膝関節の過伸展ブロック
⑨大腿筋膜張筋のグライド
⑩内側ハムストリングスの負荷軽減

※この他、第2章（p32〜38）で解説している踵中央距骨のテーピングやアーチテーピングも膝の治療に役立つことがあります。

膝の疾患と治療
・膝蓋大腿シンドローム
・マルトラッキング（膝上の痛み）
・膝蓋骨の脱臼や亜脱臼
・膝蓋腱炎（ジャンパー膝）
・鵞足滑液包炎（膝中央の痛み）
・オスグッドシュレッター病
・分裂膝蓋骨
・脂肪体炎（膝下方の痛み）
・近位腓骨頭の痛み
・脛骨大腿骨のねじれ
・筋挫傷
・膝の過伸展

　　　　　　　　　　　など

●膝の解剖

膝は、大腿骨遠位端、腓骨と脛骨の近位端、膝蓋骨で構成されています。そのほかの構成物には、関節半月板、靭帯、筋腱、滑液包、滑液ひだ、脂肪体などがあります。

膝は立位時のひねりによる外傷、過伸展（靭帯、半月板、膝蓋大腿）による影響などを受けやすいとされます。

特に活動やスポーツのオーバーユースなどで傷害を起こしやすいでしょう。また、足の位置（特に回内足）は、膝の解剖学的位置を変えることが知られています。解剖学的内反膝、外反膝、脛骨回旋、さらには膝、臀部、腰椎骨盤周囲の筋肉のバランスが悪い人は、傷害を起こしやすいでしょう。

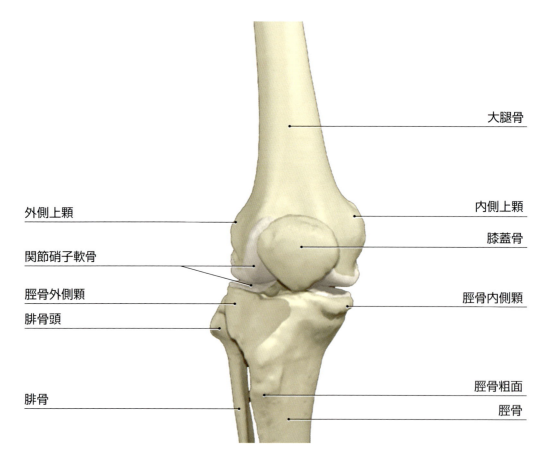

Image courtesy of Primal Pictures.

膝の骨格（前面）

●根拠

テーピングと膝蓋大腿疼痛症候群 (PFPS)

膝蓋骨テーピングはPFPS治療の補助として、理学療法士のJenny McConnellによって開発されました。それ以来、膝蓋骨テーピングは、その他の膝のテーピング技法と比べて多くの研究がなされており、広く一般に受け入れられてきました（Crossley et al., 2000）。

PFPSに対するテーピングの有用性を示す根拠は数多く存在しており、短期間で痛みや機能を改善できる治療法として注目されています（Crossley et al., 2001；Herrington and Payton, 1997；Christou, 2004；Whittingham, Palmer, and Macmillan, 2004）。

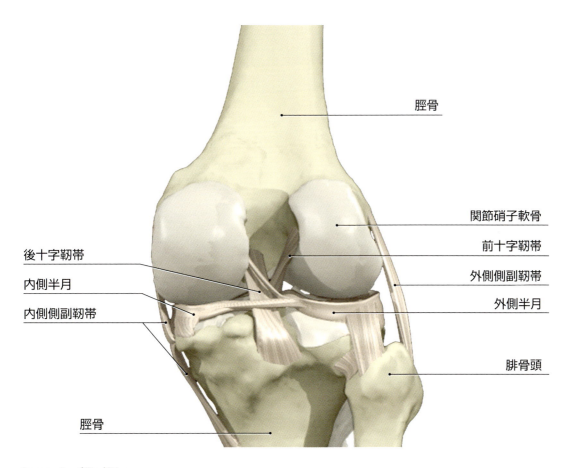

Image courtesy of Primal Pictures.

膝の骨格（後面）

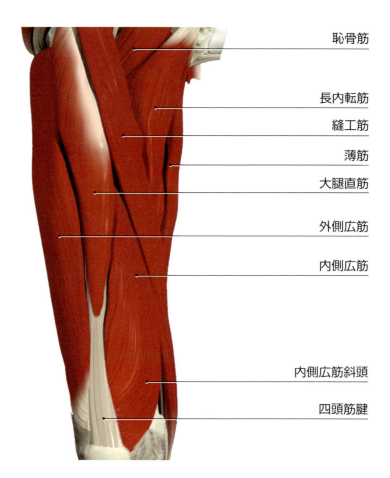

大腿筋群(前面)

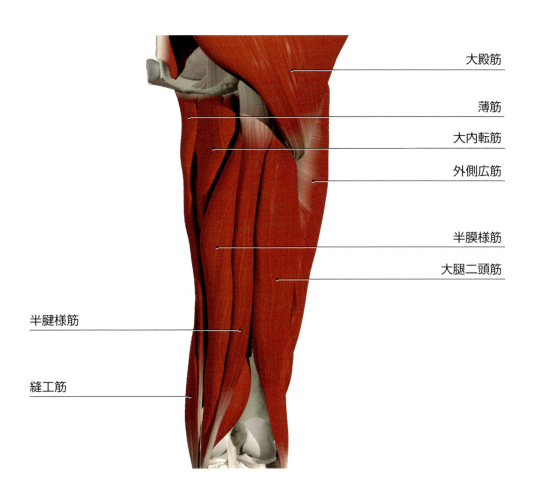

大腿筋群（後面）

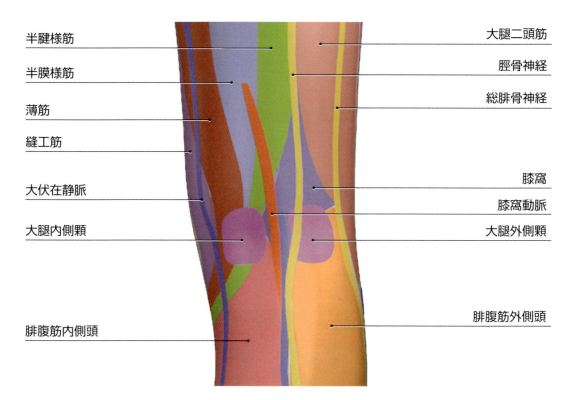

膝後面の表層解剖

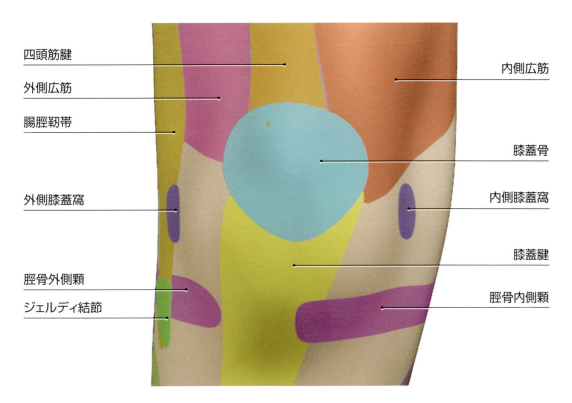

膝前面の表層解剖

Crossley et al.（2002）の研究によると、テーピングによる矯正では、前方の傾き、内側の傾き、滑り、脂肪体の過剰負荷を改善することができ、少なくとも痛みを50％まで軽減させることができます。Wilson et al.（2003）は、膝蓋骨テーピングがPFPS患者の痛みをすぐに軽減させると報告しています。PFPSの具体的な方法については以下の通りです。

> **PFPSに対する介入方法**
> ・膝蓋骨テーピング
> ・補強
> ・内側広筋と膝、また臀部を囲む筋肉の強化
> ・腸脛靭帯のストレッチ
> ・矯正器具の使用

　PFPSは膝への直接的な外傷や潜在的な原因によって引き起こされると考えられます。膝蓋大腿の運動学的変化によって、下肢回旋のコントロールが不十分となり、過度の回内足、大腿前傾、脛骨のねじれ、筋緊張のような下肢生体力学の変化が起こることが、PFPSの一因となっていると考えられています。一方、部分的なテーピングで膝蓋骨を矯正することにより、膝蓋大腿関節接触部位が安定することで痛みが軽減すると考えられています（Derasari et al., 2010）。

　一方、膝蓋骨テーピングによく反応するPFPS患者の特性が次第に明らかにされ、Hyland et al.（2006）はその特徴を組み込んだCPR（Clinical Prediction Rule）を開発しました。膝蓋骨傾きテストが陽性であったり5度以上脛骨内反が認められたりする患者は、膝蓋骨内側グライドテーピングによい反応を示します。この研究結果により、上記の2つのどちらかの特徴を持つPFPS患者に対しては、最初の治療として内側グライドを組み込んだ膝蓋骨テーピングが有効である可能性を示しています。

　変形性膝関節症患者でのテーピング効果と同様に、膝前方に痛みのある患者に対する膝蓋骨テーピングやブレーシングの治療効果について、7つのデータベースからランダム化、もしくは準ランダム化試験のみを抽出して調査したところ、慢性膝痛に対してテーピングが膝蓋骨内側の力学的問題を解決する可能性があることが分かりました。ただし、膝蓋骨ブレーシングの効果については、強い根拠はありませんでした（Warden et al., 2008）。

大腿四頭筋や筋肉の機能とテーピング

　Gilleard, McConnell, Parsons（1998）は膝蓋大腿関節にテーピングを行うことで作業効率を変化させた際、外側広筋（VL）より内側広筋斜頭（VMO）が、早く活性化することを発見しました。また、膝蓋骨テーピングはテーピングをしない時に比べて、徐々に負荷を上げていくエクササイズや垂直跳びのような荷重運動中の膝伸筋力を増強させることを報告しています（Ernst, Kawaguchi, and Saliba, 1999）。

　一方、Ng and Cheng（2002）の研究では、テーピング後にVMOの筋力低下が認められると報告しているため、VMOの促通活動訓練の際に膝蓋骨テーピングを併用することはよくない可能性があります。

　他方、無症候性患者に対する膝蓋骨テーピング効果に関しては、患者の結果と矛盾した逆の結果を示しているものがあります。Herrington（2009）の研究では、膝蓋骨の位置がテープを巻く前に比べて、テープ適用後に著明に変化することを発見しています。しかし、膝蓋骨テーピングは伸筋メカニズムを調整することが可能なため、場合によっては一般的な大腿四頭筋機能に不利益な結果をもたらすこともあるものと

考えられます（Herrington, 2004）。

よって、この研究はテーピングが伸筋メカニズムに有効に作用し、膝蓋骨の位置を変化させているという仮説を直接的に証明していると考えられます。

PFPS患者の痛みレベルと膝蓋骨テーピングの効果を検討した研究（Herrington, 2001）では、大腿四頭筋のエキセントリックとコンセントリック両方の最大収縮時において、膝蓋骨テーピングは痛みレベルを軽減させ、なおかつ最大トルクを上昇させました。この結果は膝蓋骨テーピングの治療目的が大腿四頭筋力の向上である場合、治療の補助として有用であるとする根拠となっています。

テーピングと筋肉の抑制

無症候性患者に対して、VLの筋腹を横切るようなテーピングは階段降下中のVL活動を顕著に減少させることが知られています（Tobin and Robinson, 2000）。テープは筋膜の方向を変えることができ、痛みに関する固有受容器の反応性を変えることができます（Hall et al., 1995）。また、大腿部後方でのテーピングは、ハムストリングスの過活動を抑制することが可能であり、神経組織の物理的刺激を予防することが可能です（Hall et al., 1995）。

膝蓋骨テーピングは膝蓋大腿痛や膝蓋大腿関節機能障害の人々に対して、しゃがむ際の膝前方の痛みを軽減することができますが、内側広筋斜頭の活動を促進させることはできません（Ng and Cheng, 2002）。

テーピングと固有受容性

Callaghan et al.（2008）による研究では、膝蓋骨テーピングは一般的なPFPS患者の固有受容性を改善することはできなかった一方で、固有受容性の悪いPFPS患者に対しては膝蓋骨テーピングがそれらを改善する可能性があることを報告しています。

テーピングと膝蓋大腿関節の膝OA

膝テーピングは膝OA患者の痛みの管理や障害の治療に有効です（Hinman et al., 2003）。Crossy et al.（2009）の研究では、膝蓋大腿OA患者はコントロール群に比べて、外側膝蓋骨転移と分裂がよく認められました。一方、膝蓋大腿関節の膝OA群に対して膝蓋骨テーピングを行ったところ、外側膝蓋骨傾斜角の増加、外側転位の減少とともに、外側アライメントの減少が確認されました。また、患者がしゃがんだ際の痛みはテープをすることによって減少したことから、膝蓋骨テーピングは膝蓋大腿関節の膝OAによる痛みと機能障害を軽減させる可能性があります。

膝OA患者の機能回復や短期間の疼痛軽減のために、膝蓋骨テーピングを用いるようアドバイスすることがあります。実際、ガイドラインにおいて膝OA患者に対する膝蓋骨テーピングの推奨レベルはIIであると記載されています。また、RCTの研究では、内側テーピング開始直後と4日後において痛みの改善が報告されています。なお、この研究は内側テーピングとシャムテーピングの比較ではなく、テーピングのみとテーピングなしの比較によって得られた結果です（Richmond et al., 2009）。

膝蓋大腿関節の膝OAに対して理学療法をベースにテーピングを介入したランダム化比較試験では、治療群は大腿四頭筋力の顕著な上昇と若干痛みが軽減することが示されています。しかしながら、1年後にはその効果に違いはありませんでした（Quilty et al., 2003）。よって膝蓋骨テーピングは、膝蓋大腿関節症の患者の短期間の痛みを軽減させる安全で簡便な方法といえます（Cushnaghan, McCarthy, and Dieppe,

表3－1 膝の可動域（AROM）

動き	可動域の目安
膝の屈曲	135°
膝の伸展	0～15°
内側脛骨の回旋	20～30°
外側脛骨の回旋	30～40°

※ Adapted from Magee, 2006

1994）。また、研究では膝蓋骨の内側テーピングは中央や外側のテーピングより、痛みスコア、症状の変化などを顕著に改善し、膝痛を25％軽減させる結果となりました。

●評価

すべての患者で、背部、腹部、臀部、下腿の筋力テストと評価を行ってください。また、適切なテーピング方法を決定するために、さまざまなテスト（例：X線）を加味した上で、検討してください。表3－1は膝の正常な自動的可動域（AROM：active range of motion）を表しています。

スペシャルテスト

膝蓋骨の軌跡やアライメント、関節不安定性と内部障害に対しては、後述するPlica test（プライカテスト、滑膜ひだ障害誘発試験）のテストが有用です。

膝蓋骨の位置と軌跡

患者を仰臥位にして、膝蓋骨の軌跡やアライメントを評価してください。患者の足をリラックスさせて膝蓋骨上部を触診してください。膝蓋骨上部を圧迫したまま大腿四頭筋を収縮させ、施術者の手を大腿方向に移動させてください。そして、①内側・外側の動き、②内側・外側転位、③内側・外側傾斜、④前方傾斜、⑤回旋のアライメントの状態を評価してください。

なお、理学療法士は膝蓋大腿関節の位置を評価しますが、その信頼性はとても低いと考えられます。

内側・外側転位は膝蓋骨中央と大腿内側・外側上顆間の距離を比較することで、評価できます。本来、その距離は同じであるべきです。もし膝蓋骨が外側に転位していたら、外側の距離が小さくなります。内側・外側傾斜は、膝蓋骨横断面における両縁の高さで比較することができます。もし外側縁がより目立っていれば、外側傾斜を示しています。

前方傾斜は膝蓋骨下極の触診によって評価されます。もし顕著な前方傾斜がなければ、下極は簡単に触診できます（Fitzgerald and McClure, 1995）。

回旋は通常、上前腸骨棘（ASIS）上にあるべき大腿骨と膝蓋骨の長軸方向を調べることで評価できます。もし膝蓋骨の縦軸遠方が上前腸骨棘の外側ならば膝蓋骨の外側回旋が考えられますし、軸がより内側ならば内側回旋が考えられます。

前述のように、膝蓋骨の軌跡を評価するには、膝蓋骨上極を触診し、膝窩に向けて圧をかけながら大腿四頭筋を収縮させるよう（本章p77の**写真❷参照**）患者に指示し、どの程度、どの方向に膝蓋骨が動くかを観察してください。理論的には、膝蓋骨は大腿中央部に沿っているべきですが、しばしば中央より外側に動き、大腿四頭筋の筋肉組織のアンバランスを引き起こす可能性があるので、正常な膝と比較するようにしてください。

スクリーニングテストとして、もし階段昇段時に膝前方に痛みがあれば、患者が階段を上る際に膝蓋骨外側縁に内側から圧をかけてみてください。もしこれで膝蓋骨の痛みが減少すれば、膝蓋骨内側グライド矯正は有用な技術となるはずです。

関節不安定性と関節内障

靭帯の弛緩と関節や半月板組織の鑑別は、ラックマンテスト、前十字靭帯（ACL）の前方引き出しテスト、内側・外側側副靭帯（MCL・LCL）の外反・内反テスト、マックマレーテスト、半月板障害による関節裂隙部の圧痛を評価することが大切です（詳細はCleland, 2007を参照）。

プライカテスト

半月板症状は滑膜ひだの炎症に似ています（Hertling and Kessler, 1996）。仰臥位で滑膜ひだの炎症を評価するには、30°から90°の間で膝を曲げ伸ばししながら脛骨を内側回旋させ、膝蓋骨内側に圧をかけてください。

一般的に膝蓋骨内側の滑膜ひだは、もし前中央部の膝痛症状が生じている場合、おそらく炎症して肥厚した滑膜ひだがパチンとはじけるような感覚で音がするでしょう。しばしば滑膜ひだの炎症は膝前中央部に圧痛が出現します（Magee, 2006）。

生体力学的考察

脚力は、膝位置・足の回内・骨盤コントロールするための臀部の力と同様に、生体力学を考察する上で重要です。

これらに関連した評価について、以下のセクションで解説します。

膝の位置：内反、外反、Qアングル

Qアングルは、膝蓋骨中央から上前腸骨棘（ASIS）と脛骨粗面中央で得られた線で測定することができ（図3-1）、10°～15°の角度が正常とされています。Qアングルが大きいと、膝蓋骨はより外方に押されるため、外反（もしくはノック）膝の患者はQアングルが増大しています。逆に、内反膝（O脚）はQアングルの減少が認められます。

よってQアングルは足の位置に影響しており、角度は足の回内で増加する傾向にあります（Grelsamer and McConnell, 1998）。

回内足矯正

立位での足の位置と舟状骨の沈み込みの程度を観察してください。床の上で中足骨頭の位置を維持させたまま回外位で患者のアーチスペースを広げてください。また、正しい位置で患者に階段を上らせてください。

もし膝前部の痛みが減少するか、足がリラックスした状態と回外の状態でアーチスペースに顕著な違いがあれば、膝蓋骨テーピングが有効かもしれません。

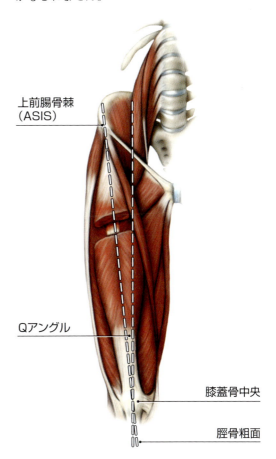

図3-1　Qアングル
Reprinted from R. Behnke, 2005, *Kinetic anatomy*, 2nd ed. (Champaign, IL: Human Kinetics), 200.

片足立ち、階段昇降の生体力学評価

骨盤のコントロールに必要な臀部の筋力をつけるために、活動中の下肢の生体力学を評価してください。

初めに、脚の位置や筋力などで整形外科的な問題や神経学的異常などの問題がないか観察してください。多くの場合、正常なはずです。次に、骨盤の状態を確認するために、患者に片足立ちをしてもらってください（腸骨綾が床と平行か、または片方の臀部が体重移動で傾いていないかを評価する）。また、階段昇降は解剖学的四肢アライメントの観察に重要です（足が回内していない、膝は過度に内反や外反していない、脚が平行、臀部が水平）。

脚長差

脚の長さに関しては多様なテストがあります。一般的に立位で視診と触診の両方で腸骨綾の対称性を比べてください。最初に患者の各腸骨の長さをチェックするために、前屈位で腸骨稜と坐骨結節を触診し、大転子から大腿外側上顆頭までの大腿骨の長さを観察してください（もしくは仰臥位での膝の高さを比べる）。患者に膝を曲げてもらい、視覚的に両側の脛骨の長さを調べてください（脛骨短縮のための膝屈曲テスト）。どこに長さの不一致があるか30分以内に確認してください。踵上げは重症度によっては、ショートレッグの兆候となります（Magee, 2006）。第2章の30〜31ページを確認してください。

過可動性関節の保護

もし患者が反跳膝（ダンサーや体操選手のような柔軟性が有利なアスリートに多く見られる膝の過伸展）だとしたら、この関節の過可動性に対処する必要があります。

まず活動中の膝のロッキングを抑え、膝蓋骨の圧と関節を保護するために、休息中にわずかに膝を屈曲させるようにし、大腿四頭筋を使うように指導してください。

痛みや反復性捻挫のような症状を同時に生じる場合、過剰運動症候群（JHS）と呼ばれます。JHSは十分な認識がされておらず、管理体制が不十分な遺伝性結合組織障害であり、繰り返す間欠的な痛みや多関節の傷害が認められます。女性に多く、症状はしばしば幼少期に始まり、成人期まで続きます。

管理は一般的治療、テーピングとブレーシング、その他の手段を含めた理学療法、そして他の医療専門家による患者教育などです。すぐには変化しませんが、症状は少しずつですが軽減するはずです（Simmonds and Keer, 2007）。

テクニック	診断テスト
膝蓋骨グライド	膝蓋骨の位置と動きの評価
膝蓋腱の負荷軽減	膝蓋腱負荷軽減テスト
膝蓋骨下の脂肪体の負荷軽減	脂肪体の負荷軽減テスト
鵞足部の負荷軽減	鵞足部の負荷軽減テスト
腸脛靭帯の負荷軽減	腸脛靭帯の負荷軽減テスト
腓骨近位のグライド	脛腓関節テスト
大腿筋膜張筋負荷軽減	大腿筋膜張筋グライド
内側ハムストリングスの負荷軽減	内側ハムストリングスグライド

※足のポジションはすべてにおいて評価すべき

Heel Lift
踵挙上（ヒールリフト）

ヒールリフトについては2つの学説があり、1つはそれを推奨し、もう1つは推奨していません。そのため脚長差（LLDs）治療のための最適な介入方法に関しては意見がまとまっていません。それらを踏まえた上で、ヒールリフトを行う前に考慮すべき因子について、以下の①～④にまとめます。

①解剖学的（もう片方と比較して対称的かどうか）、または機能的（身体が違いに適応していれば、症状がなく、踵上げを用いる必要がない）な脚長差。②患者の年齢（踵上げは一般的に年配の患者では難しいため、若い患者に効果的である）。③患者の活動レベル（より活動的な患者は踵上げがより有用かもしれない）。④診断方法の精度。⑤脚の高さの違い（差が大きいと、より有用かもしれない）。⑥歩行運動の際の腰部、臀部、膝、足首などの痛み変化。

3mmと20mmの長さの違いは臨床的に顕著な差です。3mm差はランナー（Subotnick, 1981）やダンサーのような高いレベルのアスリートには、改善が必要となります。ランナーは小さな差に敏感で、障害を起こしやすくなります。ランナーでの6mm差はランニング中に踵への荷重が増加するため、一般人での19mm差と同じくらいの意味があります（Subotnick, 1981）。9mmの差は一般人でも腰痛を引き起こさせるのに十分な差です（Giles and Taylor, 1981）。20mm差では誰もが障害を生じるでしょう（Lampe, Swierstra, and Diepstraten, 1996）。

歩行の効果については、20mmから30mmの差は下肢のエネルギー消費と地面反力の上昇を起こします（Kaufmann, Miller, and Sutherland, 1996）。ヒールリフトは長い脚と短い脚の歩調差を補正します。長い脚の代償運動としての回内や、短い脚の代償運動としての回外はリフトで矯正されます（D'Amico, Dinowitz, and Polchaninoff, 1985）。10mm以内の矯正では、地面反力は両脚で等しくなり、足の位置も等しくなります（Bhave, Paley, and Herzenberg, 1999）。

ヒールリフトを用いるための、特別なプロトコールはありません。ランナー（Gross, 1983）やダンサーでは5mm以内の違いを基準に、臨機応変に対応すべきです。脚長差2mmのダンサーにヒールリフトを用い、慢性腰痛が減少したこともあります。腰痛のある17～39歳の患者では、脚長差による脊柱側弯がリフトで改善しました（Giles and Taylor, 1981; Papaioannou, Stokes, and Kenwright, 1982）。

ある研究では、8～12mmの脚長差のある腰痛患者の73%がヒールリフト使用後に症状の改善が認められました（Friberg et al., 1983）。

不必要なアキレス腱の短縮や腰椎前弯増強の予防のために、10mm以上差がある場合（Gross, 2003）はヒールリフトやプラットフォームリフト（シューズソール）による矯正（靴のソール）が推奨されています（Defrin et al., 2005）。プラットフォームリフトの使用は、顕著に腰痛を改善します。

推奨される着用計画については、プラットフォームリフトを3～6mm以上上げないでください。また、脚長差を一度に半分以上矯正せず、望んだ矯正に達するまで2週間ごとに時間をかけて、じっくり行ってください（Blustein and D'Amico, 1985）。

膝のテーピング技術①

膝蓋骨の内側グライド
（＋傾き補正）

PATELLAR MEDIAL GLIDE (PLUS TILT CORRECTIONS)

◆適応

このテクニックは、膝蓋骨の脱臼、亜脱臼、膝蓋大腿疼痛症候群、膝前面の痛み、膝蓋靱帯炎、タナ症候群、二分膝蓋骨の治療に有効です。

◆患者のポジション

患者を長座にし、膝下に巻いたタオルか小さなマクラを入れます。

◆施術者のポジション

施術者はベッドに座り、患側と向かいます。

◆診断

膝蓋骨の動きの評価（**写真ⓐ**）。

◆ガイドライン（McConneal）

1. 最も悪い部位の矯正をするためにも、膝へのテクニックを受ける前の膝蓋骨の動きをあらかじめ評価します。膝蓋骨外側の変位が5mm以上あることが重要です。その場合、少なくとも症状の50％の軽減がゴールとなります。（Grelsamer and McConnell, 1998）
2. アンダーラップはおおよそ5～6インチ（13～15cm）の長さのテープを用い、膝蓋骨の上、または膝蓋骨に半分かかるラインの高さとします。
3. 膝蓋骨の外側にストラップテープを貼り、膝蓋骨の内側へ動かし、内側のハムストリングスの腱に向かって内側へ引っ張ります。アンダーラップはストラップテープの下でしわになるかもしれません（**写真ⓑ**）。
4. 2枚目のテープで補強します（**写真ⓒ**）。これは固定としての役割があり、アンダーラップの端が剥がれないように貼ることができます。
5. 膝蓋骨の前後傾斜を矯正するため、脂肪体から膝蓋骨を傾かせ、膝蓋骨上面にテープを貼ります。テープはあらかじめ輪郭を描いておきます。
6. 外側の膝蓋骨傾斜の矯正のため、膝蓋骨中央のテープとハムストリングス腱の内側に向かって引っ張ります（**写真ⓓ**）。内側の矯正は外側に引っ張ります。

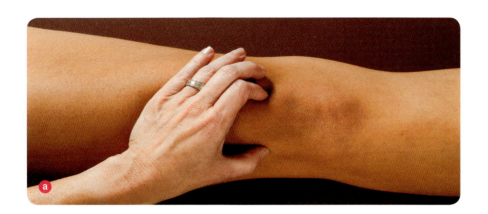

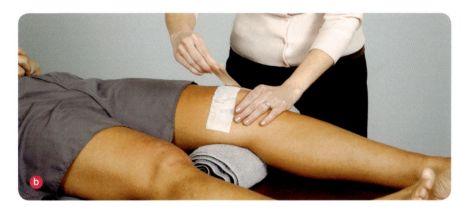

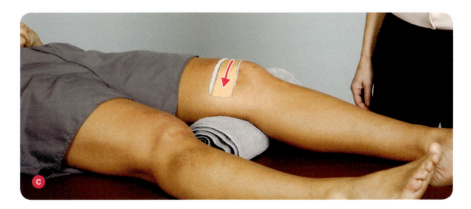

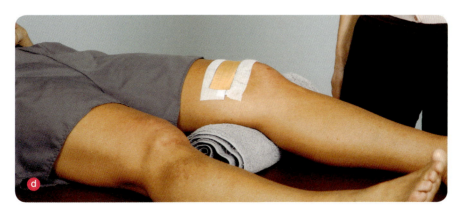

膝のテーピング技術②

膝蓋腱の負荷軽減

PATELLAR TENDON UNLOADING

◆適応

このテクニックは、膝蓋大腿疼痛症候群、膝蓋靭帯炎（ジャンパー膝）、オスグットシュラッター病の治療に有効です。

◆患者のポジション

患者を長座にし、膝下に巻いたタオルか小さなマクラを入れます。

◆施術者のポジション

施術者は患者の患側に立ちます。

◆診断

膝蓋靭帯の負荷軽減（不活性化）テストを行ってください（**写真ⓐ**）。階段時に膝前部や膝蓋腱の痛みが誘発された場合、階段昇時に膝蓋腱を後方に押してください。これで膝周囲の痛みが軽減した場合、膝蓋腱の不活性化や脂肪体の不活性化は有効です。

◆ガイドライン

1. 膝蓋骨内側にテープを貼るMcConnellテーピングの順に従いますが、膝蓋骨下部にもテープを行います。
2. 膝関節を30°屈曲させた状態で、おおよそ6インチ（15cm）の長さのテープで膝蓋腱と交差するようにアンダーラップを行います（**写真ⓑ**）。
3. ストラップテープをアンダーラップの外側端から引っ張るように内側に貼ります（**写真ⓒ**）。アンダーラップはストラップテープの下でしわになるかもしれません。
4. 他の固定テープで補強します（**写真ⓓ**）。

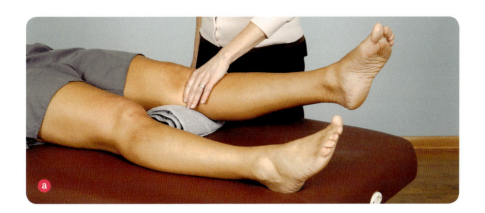

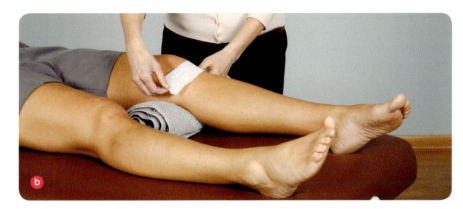

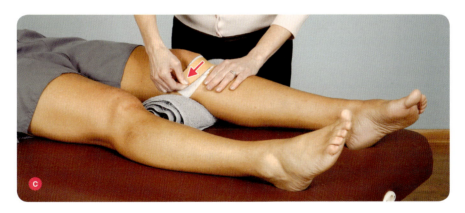

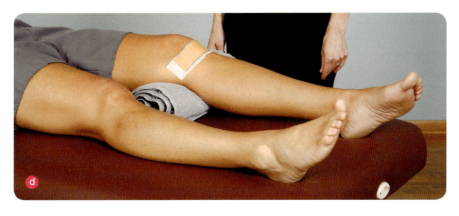

膝のテーピング技術③

膝蓋骨下の脂肪体の負荷軽減

INFRAPATELLAR FAT PAD UNLOADING

◆適応

このテクニックは、膝前面の痛み、膝蓋骨下の痛み、膝蓋靭帯炎の治療に有効です。

◆患者のポジション

患者を長座にし、膝下に巻いたタオルか小さなマクラを入れます（30°程度屈曲）。

◆施術者のポジション

施術者は患者の患側に立ちます。

◆診断

膝蓋骨下において脂肪体の負荷軽減（不活性化）テストを行います（**写真ⓐ**）。膝蓋骨下に痛みが引き起こされた場合、脂肪体を上げることで、内側または外側の膝蓋骨下の脂肪体の負荷を減らすことができます。動作による増悪が軽減されれば、このテーピングが有効です。

◆ガイドライン (McConneal)

1. 脛骨粗面から、外側と内側の膝関節のラインにV字を作るようにアンダーラップを貼っていきます（**写真ⓑ**）。
2. アンダーラップで作ったV字の底からストラップテープを貼り、関節ラインに向かって引っ張ります。アンダーラップがしわになるかもしれませんが、脂肪体の圧を除去することができます（**写真ⓒ**）。

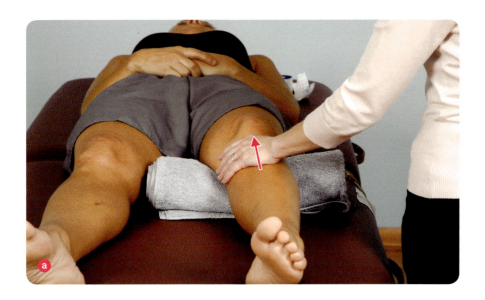

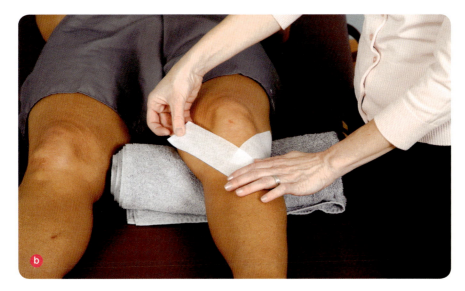

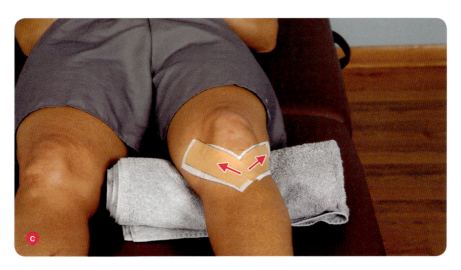

膝のテーピング技術④

鵞足部滑液胞の負荷軽減

PES ANSERINUS BURSITIS UNLOADING

◆適応

このテクニックは、内転筋周辺の膝内側の痛み対する治療に有効です。

◆患者のポジション

患者をベットに長座にします。

◆施術者のポジション

施術者は患者の患側に立ちます。

◆診断

鵞足部の負荷軽減（不活性化）テストを行います（**写真ⓐ**）。内側の関節に対して上下に圧力をかけることで、内側の腱付着部（鵞足）の負荷を減らします。

◆ガイドライン

1. このテーピングの手技は膝蓋腱の負荷軽減と類似しており、内側のふくらはぎから始め、脛の外方まで引っ張ります（**写真ⓑ**）。
2. 代替法としては、後方に引っ張りながら関節の上方からテープを固定する方法と、V字を作る方法（内側膝蓋骨の脂肪体の負荷軽減テクニック）があります（**写真ⓒ**）。

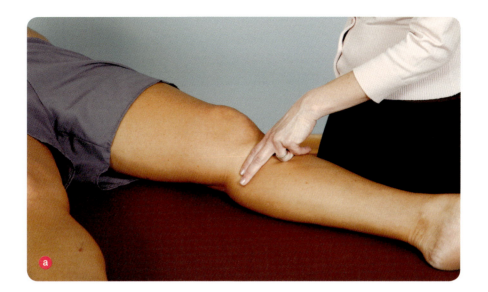

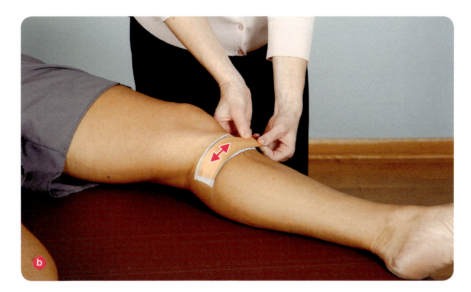

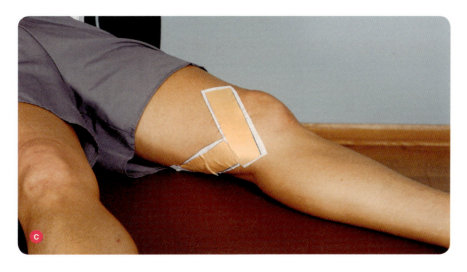

膝のテーピング技術⑤

腸脛靭帯の摩擦症候群（ITBシンドローム）

ILIOTIBIAL BAND (ITB) FRICTION SYNDROME

◆適応

このテクニックは、膝外側の痛みと腸脛靭帯の緊張を治療するのに有効です。

◆患者のポジション

患者を仰臥位、または長座にします。

◆施術者のポジション

施術者は患者の患側に立ちます。

◆診断

腸脛靭帯の負荷軽減（不活性化）テストを行います。外側の膝痛がなければ鵞足の不活性化テストと類似しています（**写真ⓐ**）。

◆ガイドライン

1. このテーピングは脂肪体の負荷軽減方法と類似していますが、V字が外側の膝関節の上または下に適用されます。おおよそ大腿の遠位と脛骨の近位2インチ（5cm）の部位です（**写真ⓑ**）。
2. 代替法として、関節の上のラインで水平に固定し、後方に引っ張ります。鵞足部の負荷軽減方法と同様です（**写真ⓒ**）。

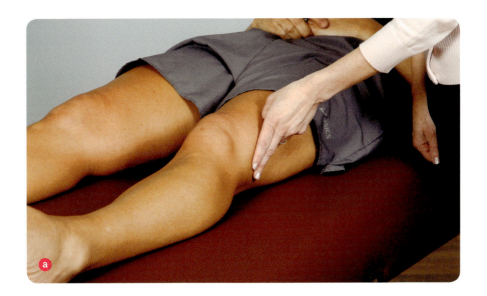

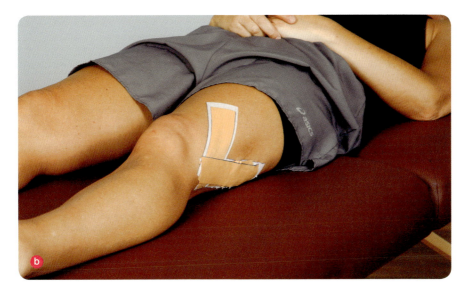

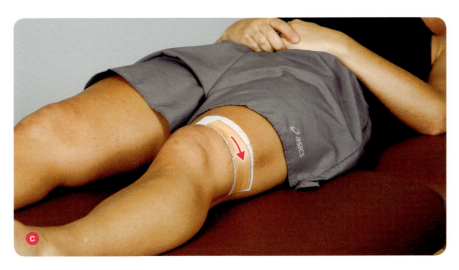

膝のテーピング技術⑥

腓骨近位のグライド

PROXIMAL FIBULAR GLIDE

◆適応

このテクニックは、膝外側の痛みに対する治療に有効です。

◆患者のポジション

患者を立位にします。

◆施術者のポジション

施術者は患者の患側に立ちます。もう1人の別の施術者が補助として必要になるかもしれません。

◆診断

膝関節の外側の痛みに対し、腓骨基部を動かすテストをします（**写真ⓐ**）。腓骨頭に力を加え、前に滑らせます。これで症状が軽減した場合、このテーピングが有効です。

◆ガイドライン (Mulligan)

1. 腓骨の近位を確認し、腓骨頭を前方へ動かします。
2. もう1人の施術者が、後方から腓骨頭に向けてアンダーラップを行います（**写真ⓑ**）。
3. ストラップテープを用いて、脛骨粗面の前方に引っ張りながら、脛骨の内側に固定します（**写真ⓒ～ⓓ**）。

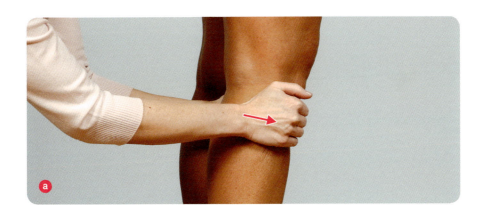

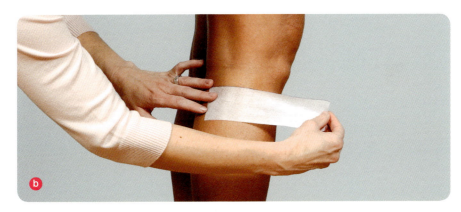

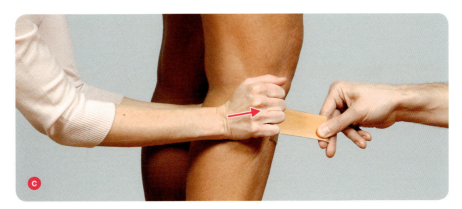

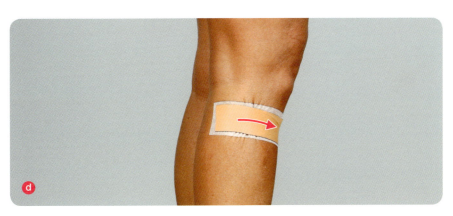

膝のテーピング技術⑦
脛骨大腿骨のねじれ

TIBIOFEMORAL TORSION

◆適応
このテクニックは、膝前面の痛み、脛骨の内旋可動域の減少、脛骨・腓骨近位の動きを治療するのに有効です。

◆患者のポジション
患者を長座位、または立位にします。

◆施術者のポジション
施術者は患側に立ちます。

◆診断
脛骨の内旋滑りを確認する（Mulligan and McConnell）。脛骨の回外、膝蓋骨や脛骨粗面が外側に位置している場合、脛骨内部の力が加わります。脛骨の内旋を、回外位にした場合に症状が軽減すれは、このテーピングで有効です。

◆ガイドライン（Mulligan and McConnell）
1. 初めに、腓骨頭の後面から膝蓋骨の下方を通るようにして大腿の内側までアンダーラップをします（写真ⓐ）。
2. ストラップテープを、膝後面外側から前にクロスさせ、ハムストリングの上内側に貼り、大腿の中央まで伸ばします（写真ⓑ）。

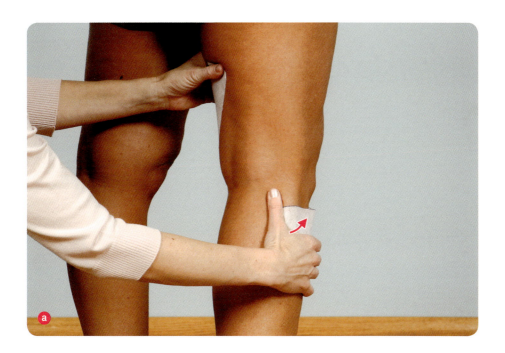

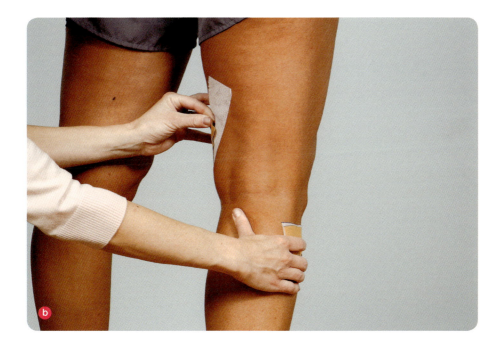

膝のテーピング技術⑧

膝関節の過伸展ブロック

KNEE HYPEREXTENSION BLOCK

◆適応
このテクニックは、膝の過伸展を制限する方法です。

◆患者のポジション
患者を伏臥位にし、下肢を伸展させるか軽度屈曲させます。

◆施術者のポジション
施術者は患側の下肢に立ちます。

◆ガイドライン

1. アンダーラップを膝窩中央にX字の形となるように貼ります（**写真ⓐ**）。X字の端と関節のラインの距離は3～6インチ（約7.5～15cm）にしてください。大きいX字、きつめのテープは、伸展制限を引き起こします。
2. X字のストラップテープを貼ります（**写真ⓑ**）。テープを貼る時はしわにならないようにしてください。しわがあると、患者が膝を屈曲した時に不快になる原因となります。

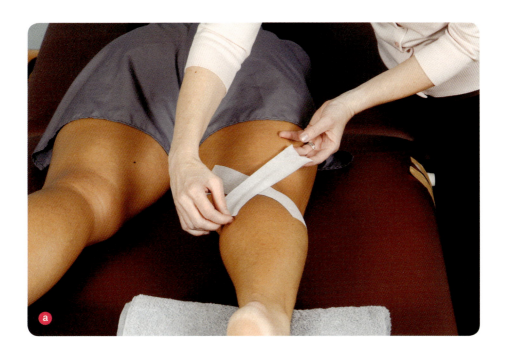

a

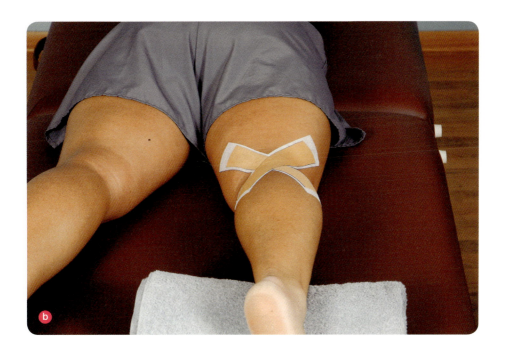

b

膝のテーピング技術⑨

大腿筋膜張筋のグライド

TENSOR FASCIA LATA (TFL) GLIDE

◆適応
このテクニックは、転子滑液包炎や大腿外側の痛みの治療に有効です。

◆患者のポジション
患者を立位にします。

◆施術者のポジション
施術者は患者の後ろに立ちます。もう1人は補助者として治療に参加します。

◆診断
患者に悪化する動作をさせながら、大腿筋膜張筋の前部や上部の荷重を軽減させるような大腿筋膜張筋の負荷軽減（不活性化）テストを行ってください。また痛みの軽減があるかどうかを評価してください（**写真ⓐ**）。

◆ガイドライン（Mulligan）
1. 大転子周囲の軟部組織を前方や上方へ動かします。
2. アンダーラップを臀筋上部から始め、臍より下の腹部まで貼ります（**写真ⓑ**）。
3. ストラップテープを腹部上方へ引きながら貼ります（**写真ⓒ**）。

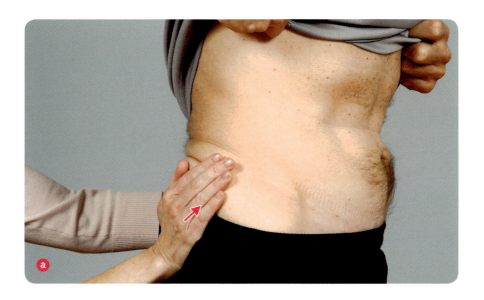
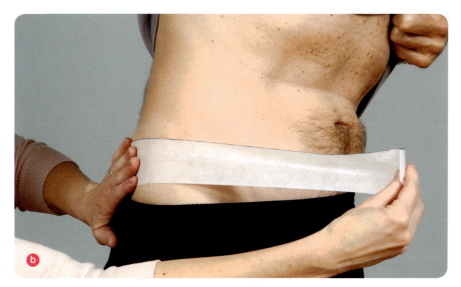
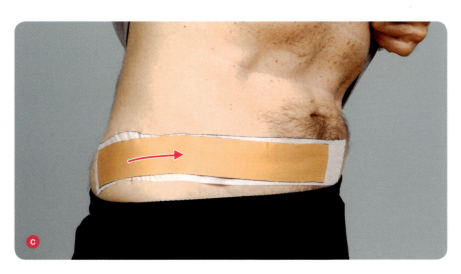

膝のテーピング技術⑩

内側ハムストリングスの負荷軽減

MEDIAL HAMSTRING UNLOADING

◆適応

このテクニックは、膝を曲げた際の内側ハムストリングの痛みの治療に有効です。

◆患者のポジション

患者を伏臥位にします。

◆施術者のポジション

施術者は患者の患側に立ちます。

◆診断

内側ハムストリングの負荷軽減（不活性化）テストを行います（**写真ⓐ**）。また内側ハムストリングスを使用した際に痛みがある場合、悪化する動作をさせた時に圧迫、または外側に力を加えます。これにより痛みが軽減する場合、このテクニックは有効です。

◆ガイドライン (Mulligan)

1. 痛みがある側を確認し、痛みを伴わない程度に屈曲した状態でハムストリングスの外側に力を加えます。
2. アンダーラップをハムストリングスの内側から貼り始め、大腿部の外側で終えます（**写真ⓑ**）。
3. ストラップテープを外側に引っ張りながら内側のハムストリングに貼ります（**写真ⓒ**）。大腿四頭筋の外側に固定します（**写真ⓓ**）。

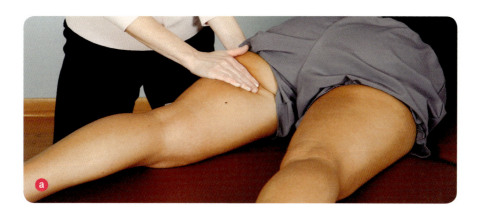

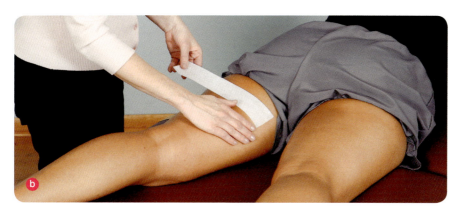

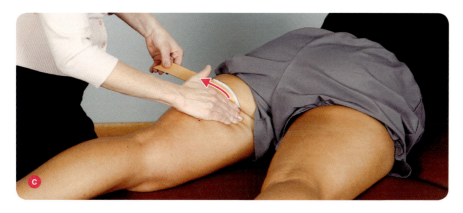

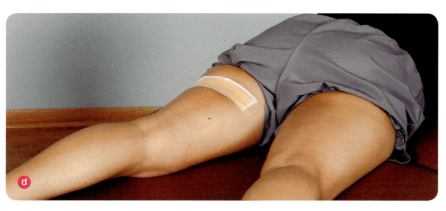

装具

テーピング手技と類似する装具（Brace）を紹介します。足首やアーチのテーピングで効果があった場合、矯正器具も有効です。

膝蓋腱のストラップ

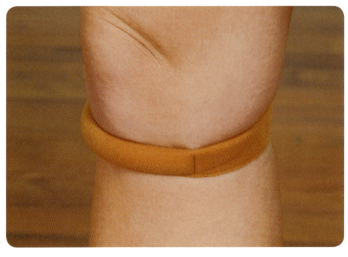

店頭で入手可能。痛みのコントロールと緊張した部位の緩和に用いられます。筆者は膝蓋腱炎、膝蓋大腿疼痛症候群、膝蓋骨脂肪体の炎症、鵞足炎、腸脛靭帯症候群などに有効と考えています。

膝蓋大腿疼痛症候群（PFPS）用装具

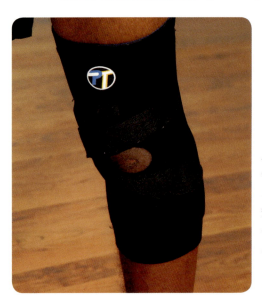

店頭で入手可能。膝蓋骨の動きをコントロールしますが、必ずしも効果的とは言えないものもあります。その理由は、特に女性において適したサイズがないからです。

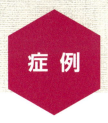
症 例

膝蓋骨内側の痛みとテーピング

　46歳女性：症状は、慢性両側性膝蓋大腿症候群であり、かつ膝Ｘ線画像では膝蓋大腿の変形性関節症を罹患しています。理学療法士による内側パテラグライドテーピングと強化エクササイズにより、症状が若干改善した症例です。

　痛みが継続しているため、運動プログラムがスムーズに進まず、右膝蓋大腿の置換を行いました。外科手術を実施しましたが、膝蓋骨の痛みは完全にはなくならず、症状はクローズドチェーン・エクササイズによってすぐに悪化しました。

　ただし、理学療法士が脂肪体負荷軽減のテーピングを試みると、大腿四頭筋の筋力強化が行えるようになりました。そのため筋力が向上し、運動中のテーピングが必要なくなった上、数か月後に症状の軽減が認められました。

膝蓋大腿疼痛症候群とテーピング

　35歳男性：症状はハイキングの下り坂のみに起こる、両膝前部の痛みです。理学療法士による大腿四頭筋とハムストリングスの強化で症状は軽減しましたが、痛みは持続していました。患者は矯正装具を着用していましたが、ハイキングの下り坂で起こる痛みは軽減しませんでした。

　そのため、内側膝蓋骨グライドのテーピングを行いました。それにより、患者は6時間のハイキングを行っても、痛みを感じることはありませんでした。

第4章
頸部、胸部、腰部

The Cervical, Thoracic, and Lumbopelvic Area

　脊柱は、仙骨の上に椎骨を積み重ねることで頭蓋骨まで柱を重ね合わせたような構造をしており、靭帯・筋肉・腱によってつながれることでバランスを保っています。そのため、腰痛が起こっても不思議ではありません。

　一般的に、最も不安定で障害されやすい部位は、肋骨がある胸関節（おおよそC4～T1）、腰仙移行部（おおよそL4～S1）で、これらは最も可動性が多い部位でもあります。

　脊柱は身体の最も中心に位置します。中心が弱ければ四肢の効率的な働きを妨げられるため、姿勢やバランスが変化し、悪影響を与えます。そのため、悪い姿勢は、さまざまな症状を引き起こす要因となる可能性があります。

　一方、脊柱や骨盤へのテーピングは姿勢矯正やアライメントの治療補助として市販の装具より有用であると考えられます。

　本章で紹介するテーピング技術、疾患と治療は、以下の通りです。

頸部、胸部、腰部のテーピング技術
①上背部、中背部、腰背部の姿勢矯正
②胸椎グライド
③肋骨サポート
④腰部過伸展の制限
⑤仙腸関節の近接
⑥腸骨の変形（前方および後方）
⑦ダイヤモンドボックスの負荷軽減
⑧股や臀筋の近接

頸部、胸部、腰部の疾患と治療
・仙腸関節痛
・背中・首の痛みと筋肉低下からくる姿勢
・肩痛とインピンジメント
・不安定性
・狭窄
・脊椎分離症
・脊椎すべり症
・妊娠や肥満に関連した腰痛
・肋骨痛と骨折
・肋軟骨炎
・胸肋分離

●頸部、胸部、骨盤部の解剖

頸部、胸部、骨盤部はとても複合的な相互関係を作り上げています。脊椎は頭蓋骨、肋骨、仙骨、椎間板に隣接しています。また脊椎は神経、靭帯、筋肉、筋膜、軟骨、動脈を収納しており、仙骨は腸骨に接合し、腸骨は大腿骨頭に接合しています。

よって、これらの部位においては、それぞれの症状が中枢（脊柱周辺）か、末梢（四肢）か

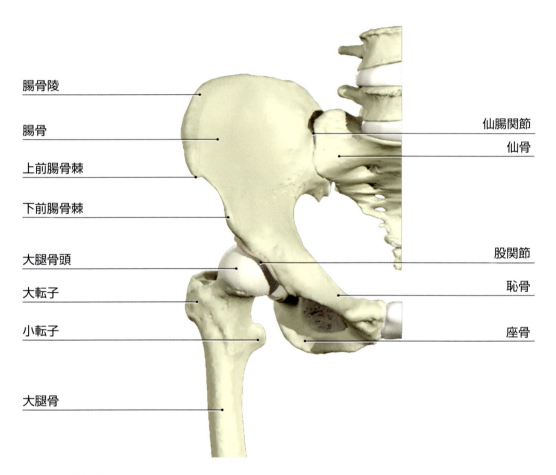

Image courtesy of Primal Pictures.

股・骨盤の骨格（前面）

を見分けることが大切となり、徹底した評価が必要となります。

頭部、胸部、腰部の傷害は神経走行分布に沿って足や腕に症状（脱力感、無感覚、うずき、痛み、知覚異常のような）を引き起こすでしょう。そして末梢神経傷害も同様に脱力感、無感覚、うずき、痛み、知覚異常を引き起こします。よって症状の原因を正しく見分けることが重要です（時には、症状は中枢と末梢の両方に起因する場合もあります）。

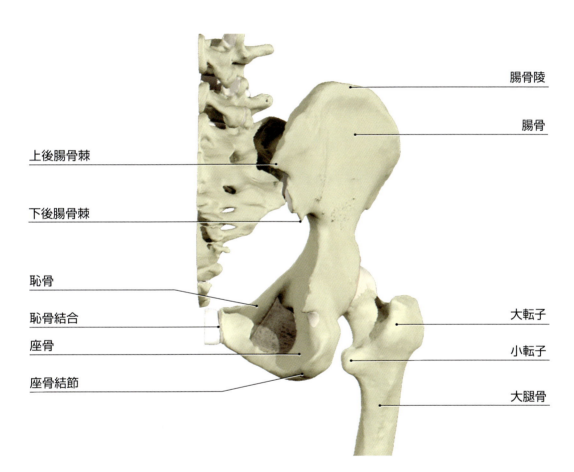

Image courtesy of Primal Pictures.

股・骨盤の骨格（後面）

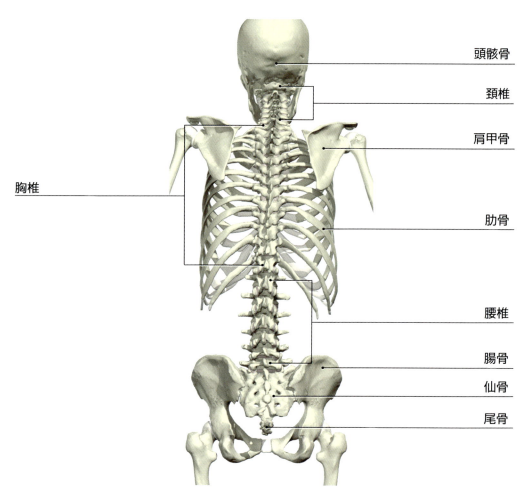

背部の骨格

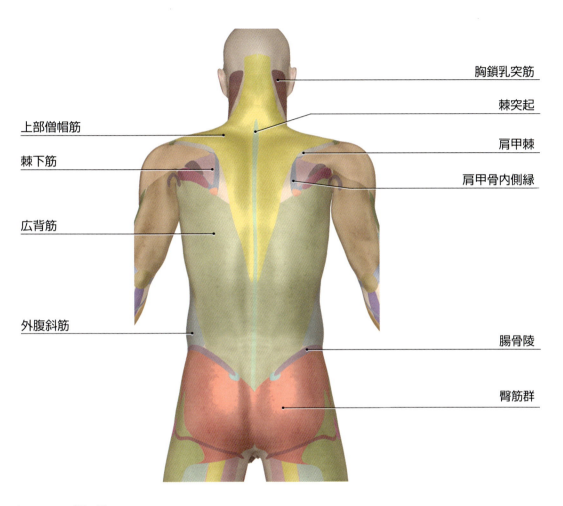

背部の表層解剖

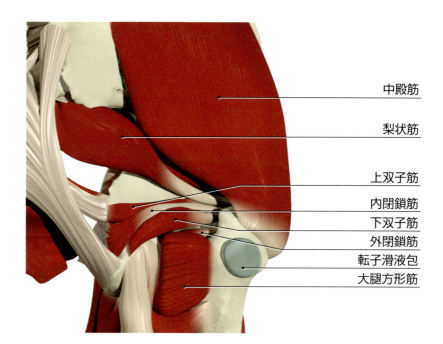

股関節回旋筋群（後方視点）

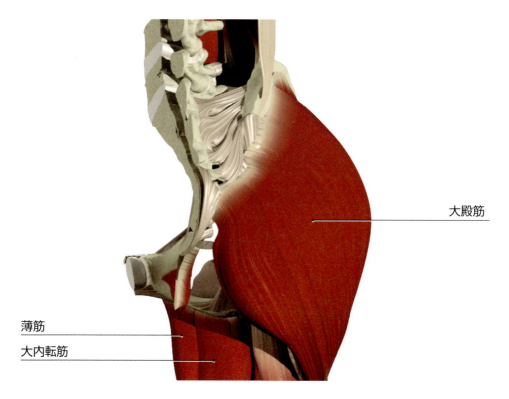

後方股関節筋群（中間視点）

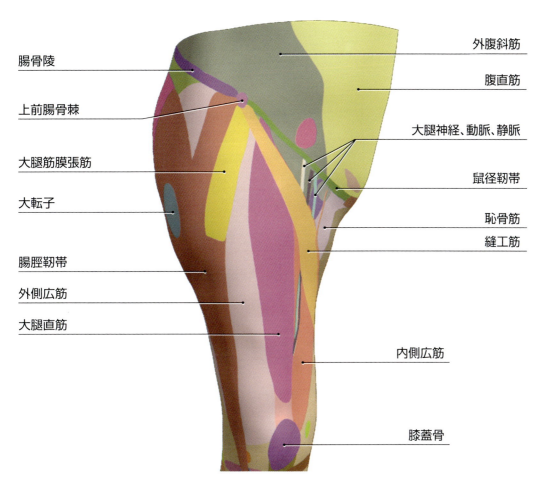

Image courtesy of Primal Pictures.

骨盤部の表層解剖（前方視点）

●根拠

膝蓋大腿部の痛みに対するテーピングの効果は、以下の文献にて実証されています（Conway, Malone, and Conway, 1992；bockrath et al., 1993；Cushnagan, McCarthy, and Dieppe, 1994；Cerny, 1995；Powers et al., 1997；Gilleard, McConnell, and Parsons, 1998；Cowan et al., 2002）。

また腰痛に関するテーピング効果を調べた研究は少ないため詳細は不明な部分もありますが、テーピングは脊髄や筋肉組織で変化を引き起こし、それぞれ分節の安定性を強めるため痛みを軽減すると予想できます。

つまり、テーピングによる負荷軽減によって、症状の予防が可能であり、治療として有効であると考えられます（McConnell, 2000）。

McConnell（2002）は力学的構造を加味して巻かれた大殿筋へのテーピングは、筋力が低下した慢性腰痛患者の股関節や骨盤メカニズムを改善できると述べています。テーピングによって、股関節における固有感覚の改善、股関節伸展の改善、屈曲制限の改善が可能です。Kilbreathら（2006）の研究では、慢性歩行周期不良の病歴を持っている患者に対して患側の臀部にテーピングを行ったところ、歩行距離が増え、健側の股関節伸展が10°近く増大しました。

他の研究では、股関節外転筋へのテーピングとセラトッグ（Thera Togs）が、片麻痺患者のウォーキング中の歩行スピードと股関節外転活動の改善に用いられており、股関節5°外転位で片麻痺側に行ったテーピングによって筋肉の機能を促進させました（Maguire et al., 2010）。

仙腸関節に問題のある患者に対する固有感覚のテーピングの有用性を調査した報告はほとんどありませんが、関節機能不全の患者に実施した際、関節安定性が増したという報告があります。一般に、仙骨テーピングも膝蓋骨テーピングが膝蓋大腿疼痛症候群（PFPs：patellofemoral pain syndrome）の患者の動揺性を改善するのと同じメカニズムで仙腸関節の機能を改善すると考えられますが、関節安定性が増加した機序については明確な理由が分かっていません（McConnell, 2002）。

Greig et al.（2008）は胸椎後弯を減少させるための方法としてテーピングを記載しています。これらの研究は、体幹筋活動とバランス機能に関するテーピング効果と骨粗鬆症に伴う脊柱後弯症患者の胸椎レベルでのテーピング効果を調査しています。またコントロール群とテープなし群の比較では、テーピング後の胸椎後弯が減少し、顕著な効果がありましたが、筋電図活動やバランス機能に関するテーピングの効果は認められませんでした。

また、Aspegren, Hyde, Miller（2007）は、右前方胸痛と胸中部のこりを持つバレーボール

表4-1　胸部、腰部、股関節の可動域（AROM）

動き	可動域の目安
胸部の屈曲	20～45°
胸部の伸展	25～45°
胸部の側屈	20～40°
胸部の回旋	35～50°
肋骨脊柱の引き上げ	3～7.5cm
腰椎の屈曲	40～60°
腰椎の伸展	20～35°
腰椎の側屈	15～20°
腰椎の回旋	3～18°
股関節の屈曲	100～120°
股関節の伸展	10～15°
股関節の外転	30～50°
股関節の内転	30°
股関節の内旋	30～40°
股関節の外旋	40～60°

※ Adapted from Magee, 2006

選手（大学生）に対する8カ月の症例の中で、触診、軟部組織モビライゼーション、テーピングに好反応を示したことを報告しています。

●評価

評価と病歴を総合的に判断して、治療経過に影響する、もしくは管理を必要とする狭窄、椎円板や神経の病変、骨異常（例：脊椎分離症、脊椎すべり症）の画像所見（X線、MRI、EMGs）を見直してください。

表4－1には、胸椎、腰椎、股関節の正常な自動的可動域（AROM：active range of motion）を示します。

テーピングのための注意

頸部、胸部、腰部のテーピングの際に問題となるポイントは以下の通りです。さらなる検査が必要だと思われる場合には、医師に紹介する方がよいでしょう。

- 腸や膀胱に関連する症状
- 軽減しない持続する痛みや頭痛
- 無感覚、うずき、脱力感の出現
- 咳、くしゃみ、バルサルバ症状の増加

また、Kendall（1999）とMagee（2006）による強度試験については、等尺性腹筋持久力、等尺性伸筋持久力、背部回旋筋、多裂筋、股関節の筋力を評価するために、必ず行う必要があります。

スペシャルテスト

頸部、胸部、腰部や骨盤部の評価に応用できる適切なテストは以下の通りです。

- 仙腸関節過剰運動性テスト（Cleland, 2007）
- 脚長差評価（p74、第3章参照）
- 症状を改善、もしくは悪化させるであろう手動による牽引効果（首や腰に実施）
- 神経伸展試験（スランプテスト、他の上肢や下肢伸展試験、Cleland, 2007）
- 頸部、腰部不安定性テスト（Cleland, 2007）

生体力学的考察

頸部、胸部、腰部や骨盤部に応用できる適切な考察を以下に示します。

- 膝のQアングル（p73、第3章参照）
- 足の位置（p29、第2章参照）
- 階段昇降の力学（p74、第3章参照）
- 過剰運動性関節の保護と姿勢（日中の一般的な姿勢）

テクニック	診断テスト
胸脊椎のグライド	胸部の回旋可動域
腸骨傾斜	腸骨の付加的移動

頸部、胸部、腰部のテーピング技術①

上背部、中背部、腰背部の姿勢矯正

POSTURAL TAPING: UPPER BACK, MIDBACK, AND LOWER BACK

◆適応

このテクニックは、姿勢に関連した背中や首の痛みや筋肉の弱化、肩痛やインピンジメント、妊娠や肥満からくる腰痛の治療として有効です。

◆患者のポジション

患者を座位にします。

◆施術者のポジション

施術者は患者の後ろに立ちます。

◆ガイドライン

テーピングは、運動感覚の認知を高めることができます。テープは悪い姿勢を矯正することと、さらには僧帽筋上部のリラクゼーションを促進することに役立ちます。テープを貼る前に、最適な肢位を患者に示します。側面から患者を見ながら、耳や肩（肩甲骨後ろに引いた状態で）、腰、膝、足首の中央を通る垂線をイメージします。

背中や頸部より上

1. 座位の状態で、X字になるようにアンダーラップを貼ります。上部の僧帽筋から始め、反対側の胸下部に貼ります。
2. ストラップテープを肩から貼り始めます。アンダーラップに沿ったような力の加え方で引っ張ります（写真❶）。
3. 患者の首の痛みや症状が改善しない場合、追加のアンダーラップをX字の中央から後頭部の生え際まで貼ります。
4. 頭部を矯正するため、患者のあご先を引き、頸部からX文字の中央へストラップテープを貼ります（写真❷）。

胸部や腰部のエリア

1. 患者を座位とし、X字にアンダーラップを貼ります。肩甲骨から始め、対側の腸骨稜もしくは症状がある部位よりもさらに遠位に向けて貼ります。
2. ストラップテープを肩甲骨から貼り始めます。アンダーラップに沿ったような力の加え方で引っ張りながら貼ります（写真❸）。

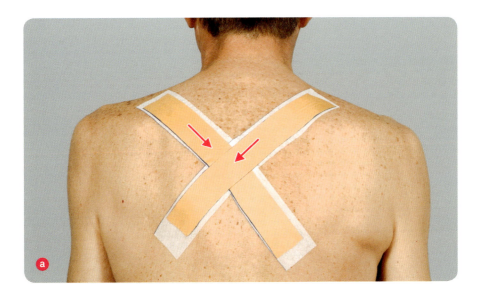

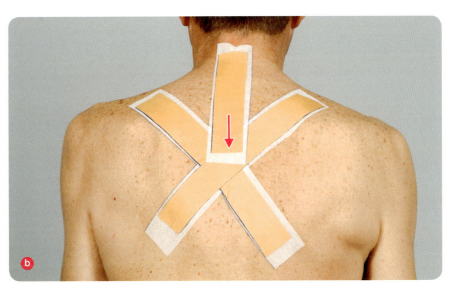

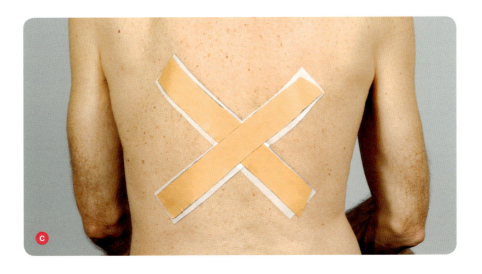

頸部、胸部、腰部のテーピング技術②

胸椎グライド

THORACIC VERTEBRA GLIDE

◆適応

このテクニックは、胸部や肋骨の痛みと同じように、頭の回旋時の痛みや可動域制限の改善に効果的です。

◆患者のポジション

患者を座位にします。

◆施術者のポジション

施術者は患者の後ろに立ちます。

◆診断

胸部脊柱の矯正を行います（**写真ⓐ**）。胸部において、第5胸椎もしくはそれ以上のレベルにおいて運動を併用したモビライゼーションや随伴動作を行った場合、または過度の圧力をかけ頸部の回旋制限や痛みが軽減した場合、このテクニックは有効です。

◆ガイドライン (Mulligan, 1999)

1. 患者に対して、患側の肩甲骨の動きに制限があるかを尋ねます。アンダーラップを用い、肩甲骨の内側から貼り始めます（**写真ⓑ**）。
2. ストラップテープを用い、症状が改善する方向（右または左）に引っ張りながら貼っていきます（**写真ⓒ**）。テープは反対側の肩甲骨に固定します（**写真ⓓ**）。
3. 代替法として、回旋の矯正を維持するため、これらのエリアにH字にテープを貼る方法があります。H字の中央には椎骨突起があり、動きの中心となります（**写真ⓔ**）。またX字に貼り、動きの中心が中央になるような方法もあります（**写真ⓕ**）。

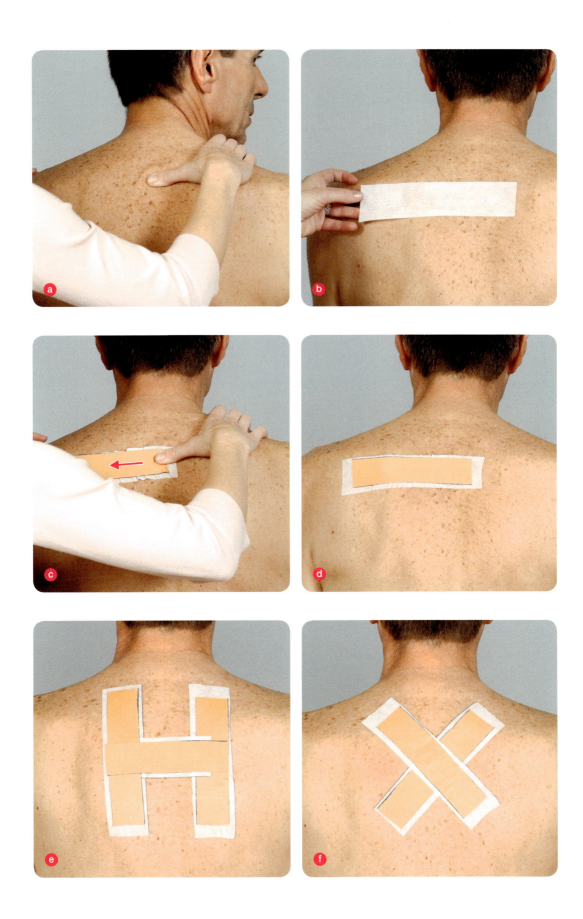

第4章 頸部、胸部、腰部

111

頸部、胸部、腰部のテーピング技術③

肋骨サポート

RIB SUPPORT

◆適応
このテクニックは、肋骨の痛みや骨折、肋軟骨炎、胸肋分離症の治療に有効です。

◆患者のポジション
患者を側臥位、または仰臥位の肢位にします（損傷された肋骨のエリアによります）。

◆施術者のポジション
施術者は患者の前に立ちます。

◆ガイドライン

1. おおよそ6インチ（15cm）のアンダーラップ（長さは患者の体格によります）を、肋骨を囲むような形で（アスタリスク印）に貼っていきます（**写真ⓐ**）。
2. アンダーラップの上にストラップテープを貼り、あまり引っ張る力を加えずに（患者の症状が軽減される程度によります）損傷した肋骨にテープを貼っていきます（**写真ⓑ**）。

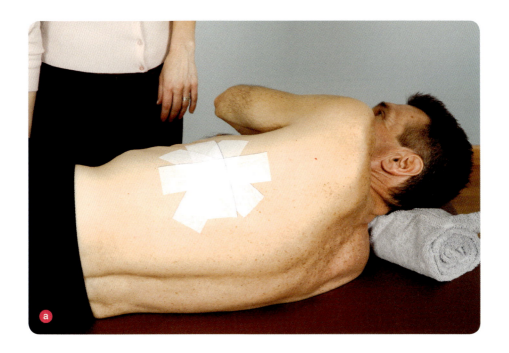

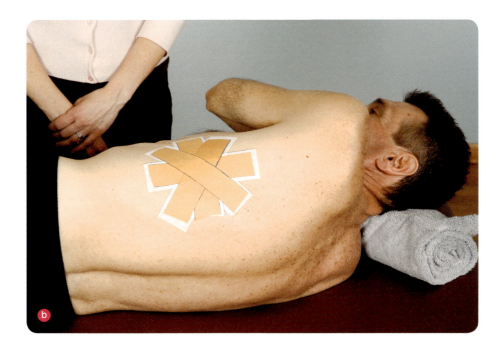

頸部、胸部、腰部のテーピング技術④

腰背部過伸展の制限

LOW BACK HYPEREXTENSION LIMIT

◆適応

このテクニックは、動揺性、狭窄性、脊椎分離症、脊椎すべり症、肥満による背中の痛みの治療に有効です。

◆患者のポジション

患者を立位にします。

◆施術者のポジション

施術者は患者に向かい合います。

◆ガイドライン

1. アンダーラップを上前腸骨棘の上から下部肋骨に向けて2本並行して貼ります。より強く、伸展を補強する場合には、患者を立位にし、テープを貼る前に骨盤を後ろに傾けます。
2. ストラップテープは、肋骨を上げながら適度な力で貼ります。呼吸をするための肋骨の伸展が制限され、前傾姿勢の原因となるため、あまり力を入れすぎないよう、適度に引っ張るくらいの力としましょう。

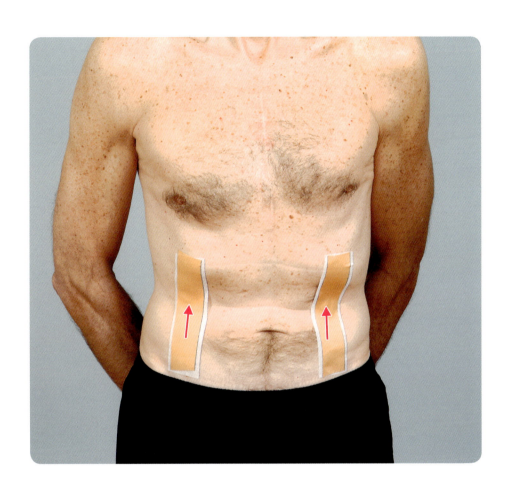

頸部、胸部、腰部のテーピング技術⑤

仙腸関節の近接

SACROILIAC JOINT (SIJ) APPROXIMATION

◆適応
このテクニックは、腰痛、仙腸関節痛、妊娠または肥満による腰痛の治療に有効です。

◆患者のポジション
患者を立位にします。

◆施術者のポジション
施術者は患者の後方に立ちます。

◆ガイドライン（MulliganおよびMcConnellを修正）

1. このテーピングの働きは、仙腸ベルトと似ており、仙腸関節を近づける（圧縮する）ことで症状を軽減させます。アンダーラップを腸骨稜から反対側の臀部に向けて仙骨の上をX字になるようにクロスさせて貼っていきます（**写真ⓐ**）。
2. 2枚または3枚のストラップテープを下方および外側に力を入れて引っ張りながら貼りつけていきます（**写真ⓑ〜ⓒ**）。

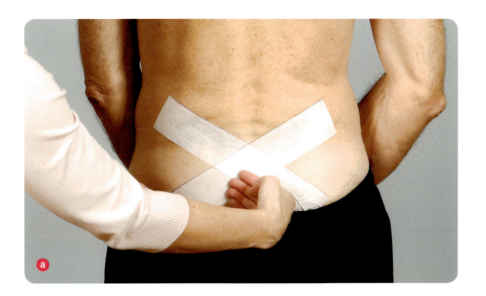

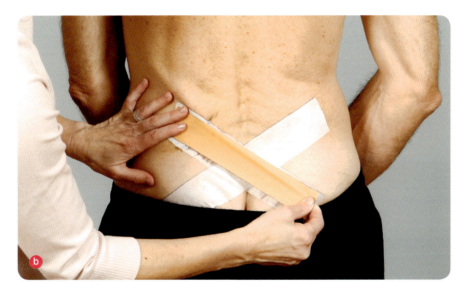

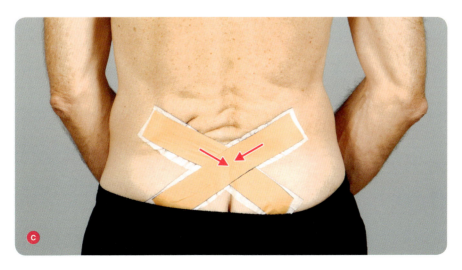

頸部、胸部、腰部のテーピング技術⑥

腸骨の変形
（前方および後方）

ILIAL SHEAR, ANTERIOR OR POSTERIOR

◆適応
このテクニックは、仙腸関節の痛みを治療するのに有効です。

◆患者のポジション
患者を立位にします。

◆施術者のポジション
施術者は患側に立つか、またはしゃがみます。テープを固定する補助役として、もう1人の施術者が必要となります。

◆診断
腸骨のずれ（仙骨への腸骨の前後の滑りで示されます、**写真ⓐ**）によって、症状が軽減、減少するかどうかを評価し、それに応じてテーピングを行います。

◆ガイドライン (Mulligan)
1. 腸骨を前方にずらした際に症状が改善する場合、テープを貼る準備をしながら、もう1人の施術者の協力を得て、腸骨を前方にずらします。
2. アンダーラップは、上後腸骨棘から反対外側の腹部に向けて上前腸骨棘を引っぱるように貼り付けます（**写真ⓑ**）。
3. 補助をする施術者に患者の腸骨を前方にずらした状態を保ってもらいながら、2枚または3枚のストラップテープを貼ります。この間、補助をする施術者は継続して患者の腸骨を前にずらします（**写真ⓒ～ⓓ**）。
4. 1とは反対に、腸骨を後方にずらした際に症状が改善する場合には、もう1人の施術者が腸骨を後方にずらします。
5. アンダーラップとストラップテープを上前腸骨棘から反対外側の腰椎に引っ張り、ここに固定するようにテープを貼っていきます。

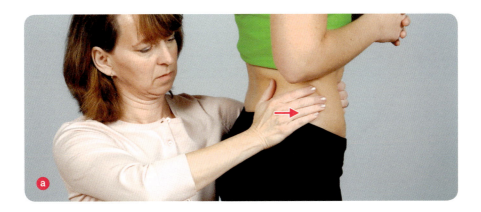

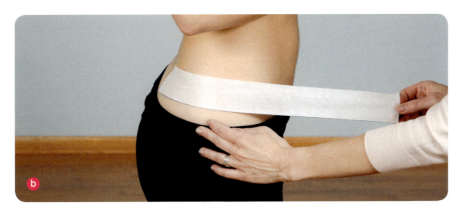

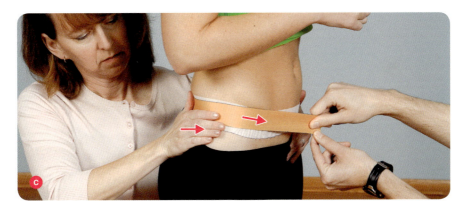

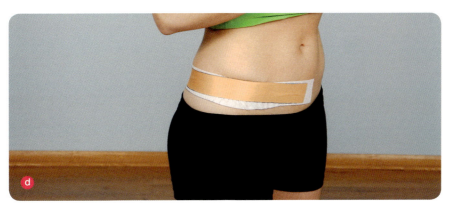

頸部、胸部、腰部のテーピング技術⑦

ダイヤモンドボックスの
負荷軽減

DIAMOND BOX UNLOADING

◆適応

このテクニックは、神経根症の腰痛治療に有効です。

◆患者のポジション

患者を立位にします。

◆施術者のポジション

施術者は患者の後ろに立ちます。

◆診断

もし、臀筋やハムストリングス、ふくらはぎといった軟部組織を収縮させることで、神経根症が改善された場合、このテクニックは有効です。

◆ガイドライン (McConnell, 2000)

1. 臀筋の免荷作用に対するテーピングでは、臀筋を補助するアンダーラップを①〜③の要領で3枚張ります。①臀筋を囲む中央面から、大転子に向かって外上方に引っ張ります（**写真ⓐ**）、②臀筋を囲む中央面から、大殿筋の筋腹上にある臀部を上部に挙上します、③2枚目の終わりの上部から大転子に向かいテープを貼ります（Kilbreath et al., 2006）
2. アンダーラップの上から、ストラップテープを3カ所に貼ります（**写真ⓑ**）。
3. 神経根の免荷作用のために、炎症を起こした神経根に関連したデルマトームに沿って、下肢にアンダーラップとストラップテープを貼ります。
4. 大腿の適切なデルマトーム（例えば大腿後面はS1、大腿外側はL5）にストラップテープを斜めに貼り、軟部組織を臀部に向かって挙上します（**写真ⓒ**）。テープの方向は患者の症状によります。症状の増加があった場合、逆方向にテーピングします。
5. もう1枚のテープを、ふくらはぎや脛（デルマトームによります）から貼っていき、皮膚を上方に引っ張ります（**写真ⓓ**）。テープは1週間貼っておきます。通常、症状がコントロールされるまでは、**2**または**3**のみを繰り返す必要があります（McConnell, 2002）。

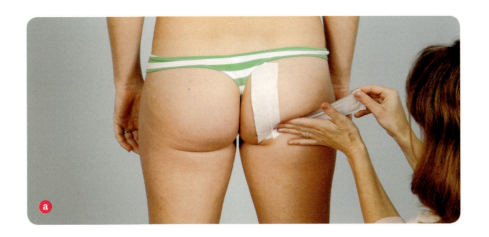

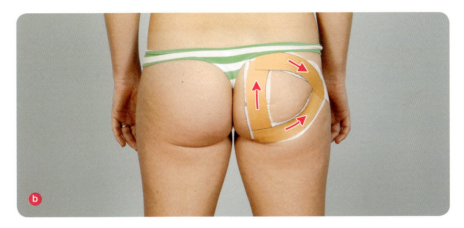

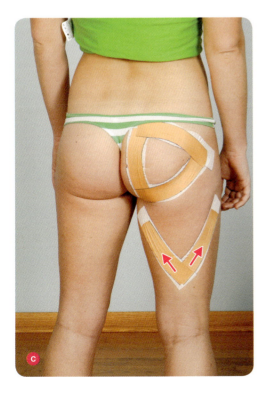

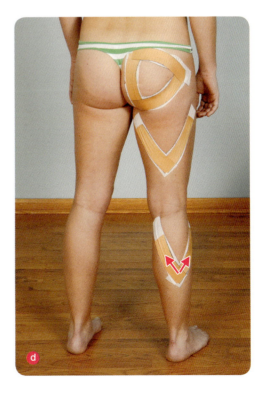

121

頸部、胸部、腰部のテーピング技術⑧

股や臀筋の近接

HIP AND GLUTEAL MUSCLE APPROXIMATION

◆適応

このテクニックは、下肢の違和感や臀筋の動作制限による股関節筋や歩行の異常に対する患者への治療に有効です。

◆患者のポジション

患者を立位にします。

◆施術者のポジション

施術者は患者の患側に立ちます。

◆ガイドライン

1. 3枚の帯状のアンダーラップを大転子下部から貼り始めます。(**写真ⓐ**) の要領で、①直線的に腸骨稜に向かう、②上前腸骨棘に向かう、③腸骨稜後面に向かう、という形でテーピングします (Muguire, 2009)。
2. 次に、3カ所を上方へ引き上げながらストラップテープを貼ります (**写真ⓑ**)。

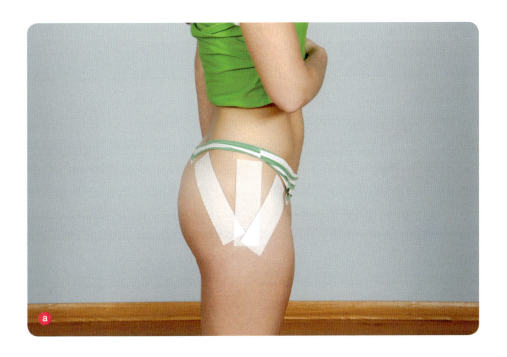

a

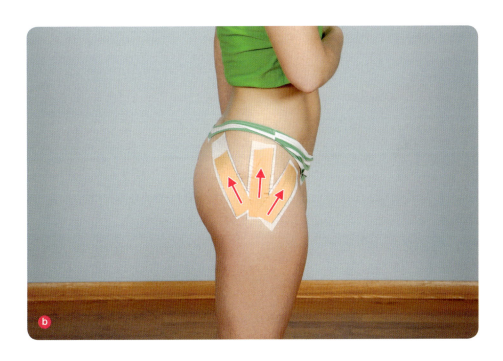

b

装具

テーピング手技と類似する装具（Brace）を紹介します。

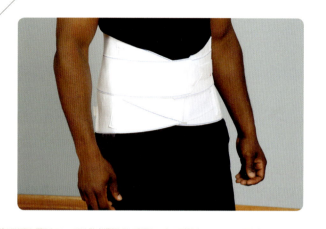

腰椎コルセット

薬局や店頭で入手可能。ゴムまたはコルセットなどの装具により筋肉組織の筋緊張緩和や立位時の肢位保持を助けます。特に、立位、体幹屈曲、持ち上げ動作などの肢位の活動に有効です。

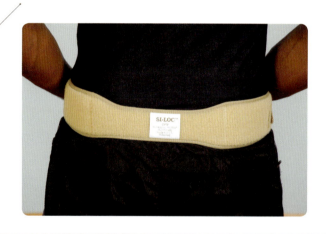

後面の装具

薬局や店頭で入手可能。筆者としてはこの器具がさほど有効だとは考えていません。なぜなら、後面に着用するものであり、患者の体型によってたるみなど生じることがあるためです。

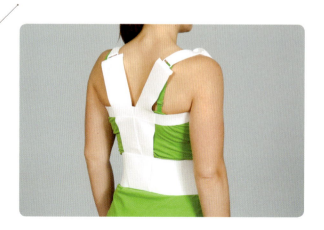

仙腸関節ベルト

薬局や店頭で入手可能。仙腸関節ベルトは仙腸関節の高さで身に付け、腸骨仙骨エリアの圧迫を行います。多くは立位や歩行などの活動時に用いると効果的です。

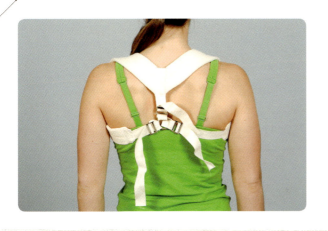

8の字型背面装具

薬局や店頭で入手可能。背面に着用する装具ですが、筆者はこの装具が有効だとは考えていません。前述の後面に装着する装具と同じ理由で、患者の体型によってたるみなどが生じるためです。

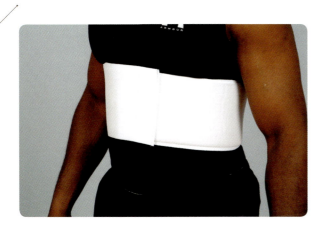

肋骨ベルト

薬局や店頭で入手可能。肋骨の外傷や骨折の際に固定を行うために身に付けます。

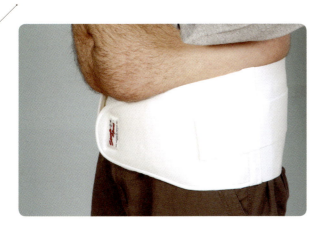

妊娠や肥満のサポートベルト

薬局や店頭で入手可能。ゴム状になっており、腹部の重さを軽減するため腹部の下部に身に付けます。

症 例

首や背中の痛みと背部のテーピング

　37歳男性：症状は、両側の上部・中部の胸部痛です。患者は、長時間のパソコン作業が要求される職業であり、2人の子供を抱き上げるために、胸部屈曲を増強させる姿勢をよく行っています。

　姿勢矯正テーピングの実施によって、仕事中の痛みが軽減し、特に仕事後の筋疲労の軽減が得られました。

　また業務に使用するデスクが患者の身長（183cm以上）に合っていなかったことから、適切な大きさの机に変えるように提案しました。さらに、背筋を丸めないでもパソコン画面が見られるように、モニターをリフトアップするようにアドバイスしました。

　その結果、症状は軽減しました。

腰部のテーピング

　28歳女性：症状は、交通事故による腰痛です。患者は学生で、生まれつき椎間板ヘルニアの既往がありました。彼女のハムストリングスはひどく緊張し、腰部前弯の減少、顕著な傍脊柱筋群の緊張が認められました。

　前屈位で胸腰部接合部から仙腸関節まで負荷を軽減させるために、背部を伸展するようテーピングを行いました。その結果、患者は症状の軽減と骨盤傾斜の変化を実感しました。

　患者は、さらなる腰部安定化のために、関節モビライゼーションを継続しています。

第5章 肩

The Shoulder

　肩はテーピングの適応部分にあるため、インピンジメントや他の肩疾患の原因となる不良姿勢（なで肩や猫背）をテーピングによって容易に矯正できます。そのため、姿勢に対するテーピングは、肩疾患の患者に対して病院で最初に行う手技の1つです。

　本章で紹介するテーピング技術、疾患と治療は以下の通りです。

肩のテーピング技術
①上背部の姿勢（第4章参照）
②肩鎖関節の分離と鎖骨骨折の矯正
③肩鎖関節のブロッキング
　　（肩峰下インピンジメント）
④肩甲骨の位置調整
⑤肩下方の亜脱臼の矯正
⑥肩前方の脱臼保護

肩の疾患と治療
①肩鎖インピンジメントや分離
②摩擦音
③回旋腱板腱炎やインピンジメント
④肩峰下滑液包炎
⑤肩前方のこわばりや痛み
⑥靭帯弛緩や亜脱臼
⑦頸胸疾患
⑧胸郭出口症候群（TOS）
⑨頭痛
⑩症状に影響する猫背やなで肩姿勢
⑪上背筋力低下姿勢

●肩の解剖

　肩は安定性を失わずに広範囲に可動しなければならないため、関節（肩甲上腕関節、肩鎖関節、胸鎖関節、肩甲胸部関節）、靭帯、関節包、肩関節窩唇、筋肉、腱、軟部組織構造（滑液包、円板）などの複合的な構造をしています。Lewis, Wright, Green（2005）によれば、肩峰下インピンジメント症候群は、一般的に肩が高位置にある時に痛みと機能障害を起こします。

　また、肩病変の1つである腱板構成筋の筋力低下や肩甲帯の動きの変化も、生体力学的な問題によって起こった病態の1つで、代償運動が存在する際に肩の傷害を起こすことが多いもの

です（Hertling and Kessler, 1996）。

● 根拠

インピンジメントとテーピング

テーピングは肩甲胸郭、肩甲上腕、肩鎖関節での可動性の障害に有効です。肩テーピングに対する治効機序はまだ解明されていませんが、仮説としては固有受容性とメカニカル、両方の効果があると考えられています（Alexander et al., 2003）。

Bennelra（2007）の研究では、オーストラリアで肩の治療を行う10人の理学療法士のうち、50％は慢性的な腱板症状に対して他の治療と併用しながらテーピングを用いるそうです。Miller and Osmotherly（2009）による別の研究では、インピンジメント症候群の管理として、理学療法に短期間の肩甲骨テーピングを加えることが有効であることが報告されています。

また、整形外科疾患の患者を対象に、テーピングが肩関節の構造支持に有効かどうか検証さ

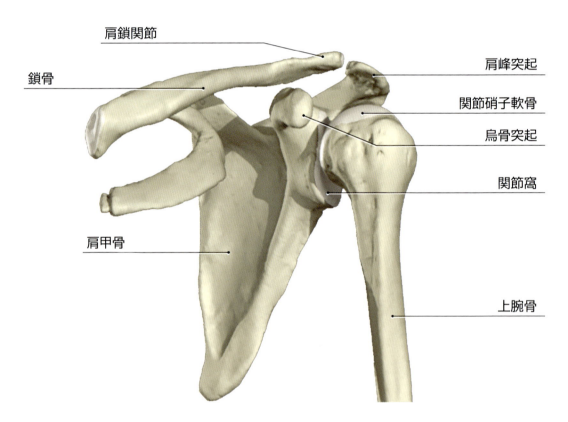

Image courtesy of Primal Pictures.

肩甲帯の骨格（前面）

れた研究があります。Host（1995）は正しいアライメントで肩甲骨を支えるために、前方インピンジメント症候群の患者に4日ごとにテーピングを実施したところ、患者が痛みなく自宅でエクササイズプログラムを行うことができ、腕の外転と屈曲が可能になりました。そのため、肩甲骨テーピングは肩甲骨アライメントを獲得する補助的治療として用いることが有効であると報告しています。

一方、Shamus and Shamus（1997）は肩鎖関節捻挫の患者に疼痛管理のために肩鎖関節に対してテーピングを行ったところ、症状の悪化はなく、つり包帯の使用をやめることが可能になりました。このように、両方の論文は痛みの改善を報告しており、テーピングが構造上の支持に効果的であったと結論づけています（Peterson, 2004）。

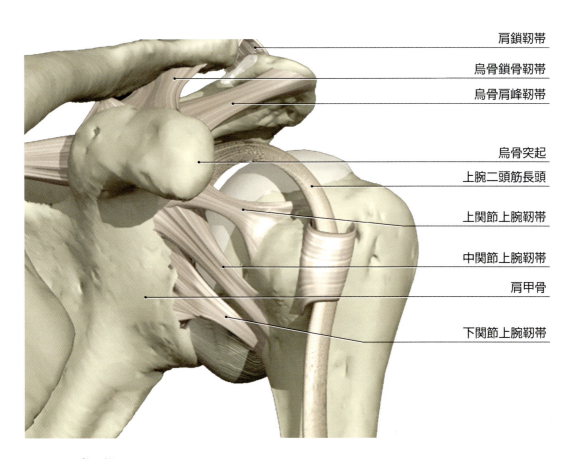

Image courtesy of Primal Pictures.

肩甲骨複合靭帯群（前面）

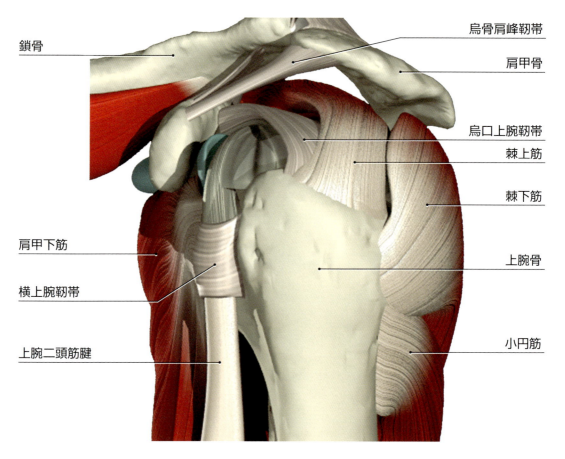

肩甲骨複合靭帯群（外側）

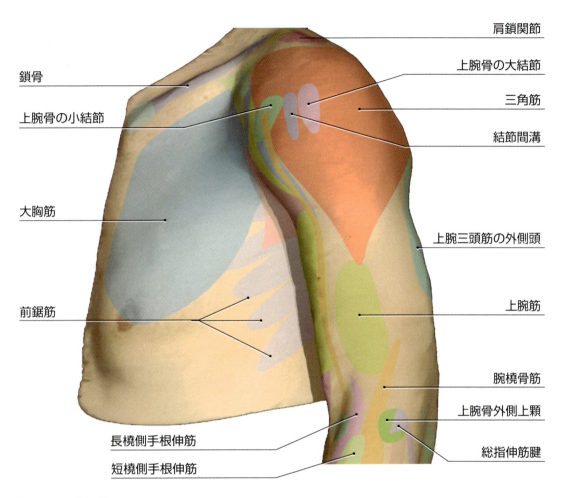

肩外側の表層解剖

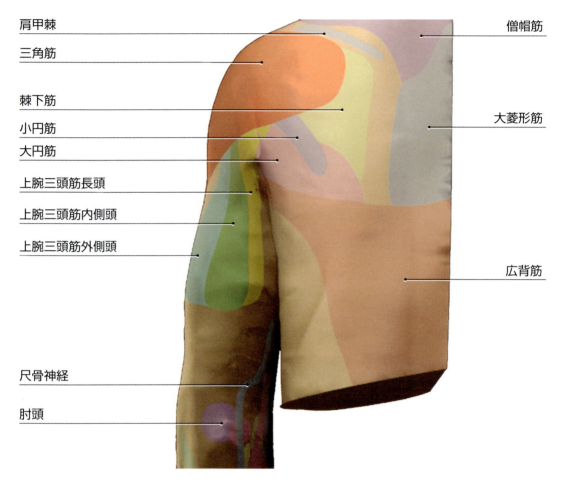

肩後方の表層解剖

姿勢とテーピング

背部や頸部などの姿勢変化が認められる慢性的な腱板痛患者に対して、理学療法が肩の関節可動域の改善と痛みの管理に有効であることが報告されています（lewis, Wright, and Green, 2005）。

また、Selkowitz et al.（2007）の研究では、手を伸ばす作業で痛みを感じるインピンジメント障害の患者に対して、肩甲骨テーピングは上部僧帽筋のEMG減少と下部僧帽筋のEMG増加を示すことを紹介しており、テーピングは肩関節外転時の上部僧帽筋活動を減少させたことを報告しています。

また、Alexander et al.（2003）の研究では、Endura-Fixテープ（アンダーラップ）が上部僧帽筋活動を4％近く抑制し、アンダーラップ上のEnduraテープ（ストラップテープ）は平均で22％近く僧帽筋の活動を抑制したと報告しています。なお、この抑制はテープが正しく貼られていないと機能しないことも分かっています。

一方、別の研究ではテーピングが有用でないと結論するものもあります。バイオリン奏者の肩甲骨へのテーピングは、演奏中の過度な肩の挙上を抑制したものの、演奏の制限や痛みに伴う不快感があり（Ackermann, Adams, and Marshall, 2002）、健常者へのテーピングでは、肩甲骨筋のEMG活動を抑制しなかったと報告しています（Cools et al., 2002）。

また、症候性肩峰下インピンジメント患者に対する肩甲骨テーピングは、上部僧帽筋の活動を抑制するものの、前鋸筋や下部僧帽筋の活動は変化しなかったと報告しています（Smith et al., 2009）。これはSparkes（2006）による、症候性肩峰下インピンジメントのアスリートに対して、McConell肩甲骨テーピングテクニックが上部僧帽筋活動を抑制するという報告に類似しています。

さらに、Smith et al.（2009）によると肩峰下インピンジメントの症状は2週間の姿勢テープ装着によって部分的に改善するものの、その改善は上部および下部僧帽筋活動に関連していると報告しています。

その他の整形外科的・神経学的疾患とテーピング

Revel and Amor（1983）の研究では、胸郭出口症候群（TOS）の患者に対して理学療法と併用したゴムテープの治療が有効であることを報告しています。また、Prost et al.（1990）は、TOSの患者に他の治療法と併用して肩甲骨挙上に粘着性伸縮包帯を用いたところ、有効であったと報告しています（Vanti et al., 2007）。

脳卒中患者に対してストラップテープを使用した場合、肩関節亜脱臼が改善できたとの報告があります。また、リハビリテーションに電気刺激とショルダーテーピングを加えた場合も、肩関節亜脱臼を改善することができました。

さらに、Morin and Bravo（1997）は片麻痺患者の肩亜脱臼の予防のために、テーピングとスリングを使用したところ、テーピング単独よりスリングを併用した方が有効であり、亜脱臼を86％減少することが可能だったことを報告しています。しかしながら、テーピングを取り除いた3日後、亜脱臼は元に戻る傾向にありました（改善：約1.5mm）。

一方、Ancliffe（1992）は片麻痺患者での肩痛の出現を遅らせるためにショルダーテーピングを試みたところ、一般的に痛みのない期間は平均5.5日間であったのに対し、テーピング群は平均21日でした。

Griffin and Bernhardt（2006）は片麻痺に伴う肩の障害に対して4週間以上ストラップテープを用いたところ、プラセボ群で平均19.1日、

コントロール群で15.9日であったのに対し、ストラップテープ治療群では平均26.2日と肩の痛みの進行を遅らせました。しかし関節可動域には改善は認められたものの、群間での有意差は認められませんでした。

●評価

肩の評価は頸椎と胸椎のスクリーニングを含めて、総合的に行ってください。**表5－1**に頸部と肩の正常な自動的可動域（AROM：active range of motion）を示しています。

筋力テストはMegee（2006）、Kendall and Kendall（1999）によると、上部、中部、下部僧帽筋、前鋸筋、菱形筋、腱板筋で行う必要があります。

スペシャルテスト

下記のテストは肩の評価に役立ちます。

インピンジメントテスト

関節唇断裂（動作圧迫テスト、負荷と移動テスト）、インピンジメント（ホーキンス・ケディテスト、ニアーテスト、ペインフルアークサイン）、腱板断裂（エンプティカンテスト）などの除外診断を行うべきです（lewis, Wright, and Green, 2005）。

不安定性テスト

関節窩上腕の弛緩を確認するために、アプリヘンジョンテスト（lo et al., 2004）とサルカステスト（Cleland, 2007）を用います。

生体力学的考察

患者の姿勢を観察してください（第4章p108、姿勢矯正のテーピングの項を参照）。異常な筋肉の代償運動がないかを確かめるために、肩関節屈曲、伸展、外転における筋肉の状態を確認し、肩甲上腕リズムを評価してください。

また、患者に対しては共通した動きを行ってもらうために、誤った動きを矯正していく必要があります。

表5－1　頸部と肩関節の可動域（AROM）

動き	可動域の目安
頸部の屈曲	80～90°
頸部の伸展	70°
頸部の側屈	20～45°
頸部の回旋	70～90°
肩の屈曲	160～180°
肩の伸展	50～60°
肩の外転	170～180°
肩の内転	50～75°
肩の水平内転と外転	130°
肩の外旋	80～90°
肩の内旋	60～100°

※ Adapted from Magee, 2006

テクニック	診断テスト
肩鎖関節グライド	肩鎖MVM負荷的移動
肩甲骨再位置調整	頭部の前方へ、胸部の脊柱後弯位（だらしない格好）
上背部の姿勢	元気のない姿勢

肩のテーピング技術①

上背部の姿勢

POSTURAL UPPER BACK

◆適応

このテクニックは、胸椎の異常、肩痛、胸郭出口症候群、頭痛、猫背による症状、上背部の脱力への治療に有効です。

◆患者のポジション

患者は座位で、首や上背部の良い姿勢（首の軸上の延長と肩甲骨を引く）を維持します。

◆施術者のポジション

施術者は患者の後ろに立ちます。

◆ガイドライン

1. 適度に首や肩を引いてもらい、不良な姿勢を避けるようにしてもらいましょう。
2. 2つのアンダーラップを対角線に貼ります。テープは上部僧帽筋上で首と肩甲骨の間から貼り始め、対側の胸腰部の高さまで貼ります。
3. テープにしわができる程度に引っ張りながら1～2枚のストラップテープで補強します。
4. 直立で行う場合は、力が入らないようにしてください。

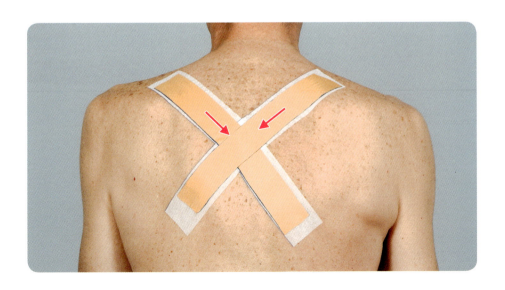

肩のテーピング技術②

肩鎖関節の分離と鎖骨骨折の矯正

ACROMIOCLAVICULAR (AC) JOINT SEPARATION AND CLAVICLE FRACTURE CORRECTION

◆適応

このテクニックは、肩鎖関節の痛みや脱臼、軋轢音、肩の90度の屈曲、外転制限、骨折後の鎖骨の変形の治療として有効です。

◆患者のポジション

患者を座位にします。

◆施術者のポジション

施術者は患者の患側に立つ、または座ります。

◆ガイドライン (Shamu and Shamus, 1997)

1. 三角筋下部から肩鎖関節上部まで1枚目のアンダーラップを貼ります。
2. 2枚目のアンダーラップは、烏口突起から肩甲棘に貼ります（**写真ⓐ**）。
3. 1枚目のストラップテープを三角筋から貼っていき、肩鎖関節上部へ引っ張ります。腕の重さを軽減し、関節を近づけるように（患者の肩をリラックスさせ、肘で上腕上部に押すように）します。アンダーラップにしわができていれば、適切に貼れています。
4. 2枚目のストラップテープを烏口突起から肩甲棘に引っ張りながら貼ります。固定は1枚目のテープとなり、鎖骨遠位の上部への動きが制限されます。必要性があればこの2枚について、ストラップテープによる補強が可能です（**写真ⓑ**）。

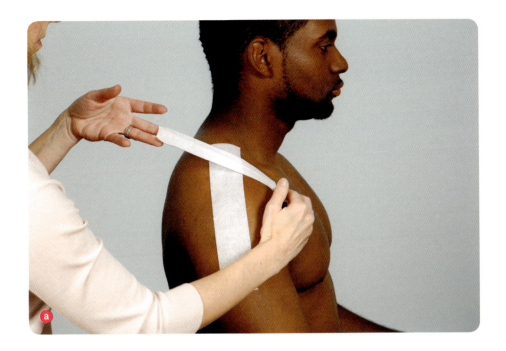

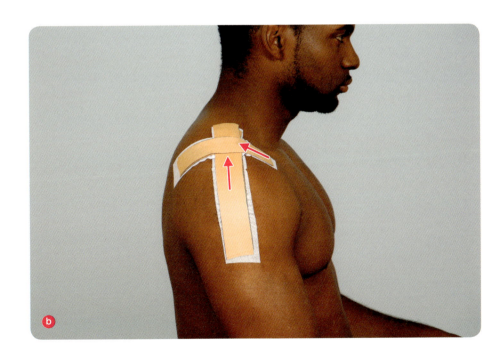

第5章 肩

肩のテーピング技術③

肩鎖関節のブロッキング（肩峰下インピンジメント）

ACROMIOCLAVICULAR (AC) JOINT BLOCKING (FOR SUBACROMIAL IMPINGEMENT)

◆適応

このテクニックは、手を上げて行う動作に伴う肩の症状を軽減する方法です。

◆患者のポジション

患者を座位にします。

◆施術者のポジション

施術者は患側に立ちます。

◆診断

肩鎖関節を前後に滑らせながら、可動性をチェックし（**写真ⓐ**）、左右を比べます。過剰もしくは制限がある場合、肩を屈曲しながら後方へ圧迫し、痛みが減少するか確かめます（Magee, 2006）。

◆ガイドライン (Mulligan)

1. アンダーラップを肩の前面から後面へ貼ります。肩のサイズや動作によりますが、おおよそ6インチ（15cm）を用います（**写真ⓑ**）。
2. 必要があれば、前後面の中央に2つ目のアンダーラップを貼ります。
3. ストラップテープをきつめに貼ります。肩鎖関節を後方に滑らせながら肩前面から後面に引っ張ります（**写真ⓒ～ⓓ**）。

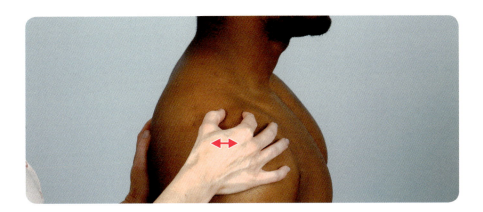

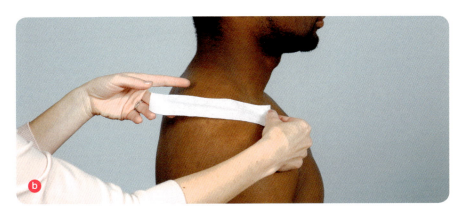

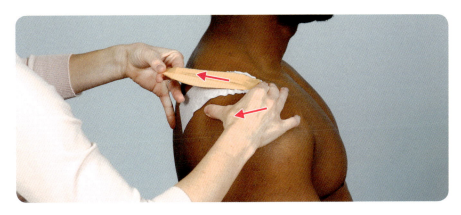

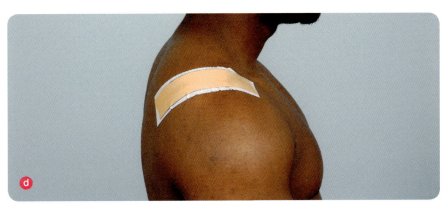

肩のテーピング技術④

肩甲骨の位置矯正

SCAPULA POSITION CORRECTION

◆適応

このテクニックは、自然体での背中や肩甲骨の姿勢を保ち、肩甲上腕リズムの動きを補助する役割として有効です。

◆患者のポジション

患者を立位、または座位とし自然位とします。

◆施術者のポジション

施術者はベッドの端に座ります。

◆ガイドライン (McConnell)

1. 肩甲骨を引き下げます（下制）。
2. 第1胸椎から第12胸椎の高さでアンダーラップをします（**写真ⓐ**）。
3. ストラップテープを肩甲棘の中央から第12胸椎棘突起まで斜めに貼ります（**写真ⓑ**）。

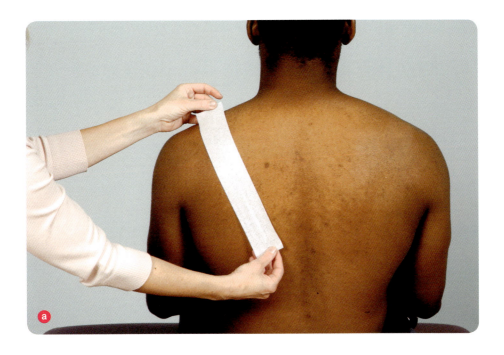

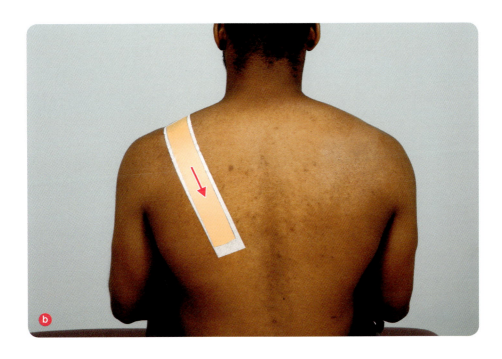

肩のテーピング技術⑤

肩下方の亜脱臼の矯正

INFERIOR SUBLUXING SHOULDER CORRECTION

◆適応

このテクニックは、肩関節前方亜脱臼、肩甲上腕関節の弛み（サルカスサイン陽性）の治療に有効です。

◆患者のポジション

患者を座位とし、肩甲骨を引き、正しい姿勢を意識させます。

◆施術者のポジション

施術者は患側に座り、もう1人は肩を整復する補助をします。

◆ガイドライン (Mulligan, McConnell)

1. 三角筋下部から肩鎖関節上部までアンダーラップを貼ります（**写真ⓐ**）。
2. 2枚目のアンダーラップを烏口突起から肩甲棘後方に向かって貼ります（**写真ⓑ**）。
3. ストラップテープを三角筋から上部へ引っ張りながら貼ります。この時、上腕を肩関節に近づけるよう（患者の肩をリラックスさせ、肘を上腕に押し上げるようなイメージで）力を入れます。正確に貼れている場合、アンダーラップにしわができます（**写真ⓒ**）。
4. 2枚目のストラップテープを後方に引っ張りながら烏口突起から肩甲棘まで貼ります。ただし、このテープは鎖骨遠位端があまり動かないように意識し、1枚目のテープに固定してください（**写真ⓓ**）。
5. ストラップテープを追加し補強をすれば、テープの効果を高めることができます（Shamus and Shamus, 1997）。

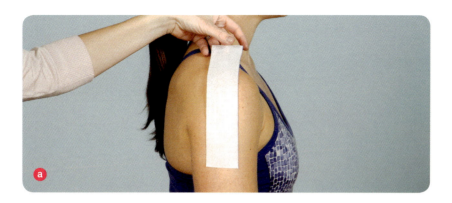

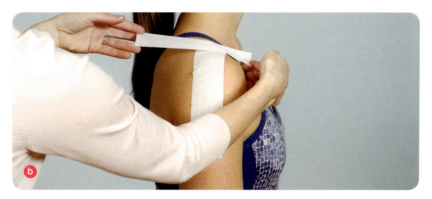

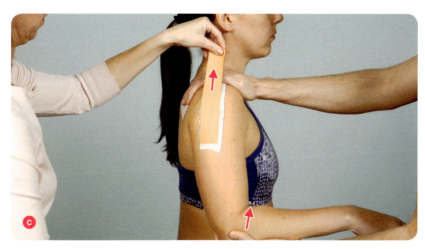

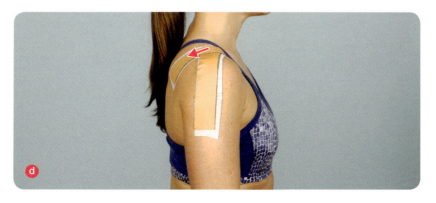

肩のテーピング技術⑥

肩前方の脱臼保護

ANTERIOR SHOULDER DISLOCATION PROTECTION

◆適応

このテクニックは、肩回外時（前方転移肢位）における外転の可動域を制限する方法です。

◆患者のポジション

患者を座位にし、肩甲骨を引き、腰に手を当て姿勢を正すようにします。

◆施術者のポジション

施術者は患者の患側に座ります。

◆ガイドライン

1. アンダーラップを上腕に貼ります（**写真ⓐ**）。上腕の筋長を保ちながら、肩甲骨から胸部にかけてアンダーラップを貼ります（**写真ⓑ**）。テープは循環障害を起こさないように、丁寧に貼ります。固定部位は他のテーピングでも使われる部位で、上記の2つをつなぎます。ストラップテープはすべてのアンダーラップ上に貼り、最後のつなぎのテープは上方へ引っ張ります（**写真ⓒ**）。

2. アンダーラップを上腕後部から胸骨に向かって肩鎖関節の遠位まで貼ります（赤い矢印で示します、**写真ⓓ**）。これは、白色の矢印で示した胸部前面に固定するための手技です（**写真ⓔ、ⓕ**）。もう1つのテープは、上腕前面から肩甲骨に貼り付けます（**写真ⓕ**）。1、2枚のテープが三角筋外面でクロスし、前後方向へ最適な肢位を保つことに役立ちます。ストラップテープはアンダーラップの上に貼り付けます（**写真ⓕ**）。

3. 上腕前面からテープを貼り始め、上に引きながら肩甲骨の後面にX字ができるように貼ります。1～3枚のテープが追加できます。それぞれのテープは部分的に重なります。ストラップテープはアンダーラップの上に貼り付けます（**写真ⓖ**）。

4. 直線のストラップテープを追加するため（皮膚をあらわにすべきではありません）、上腕上部を固定し、上部に引っ張りながら肩甲骨につなげます。この時、三角筋後面でテープが重なり合います（3～6枚）（**写真ⓗ**）。

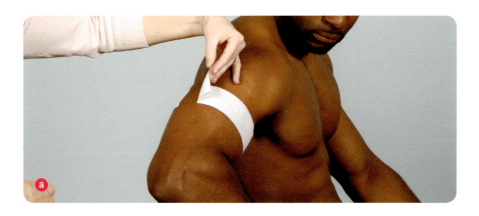

a

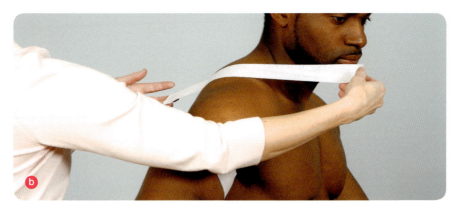

b

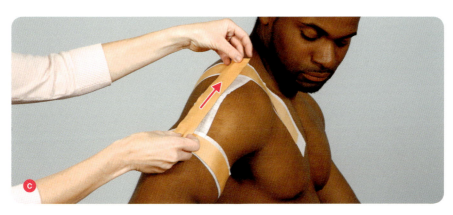

c

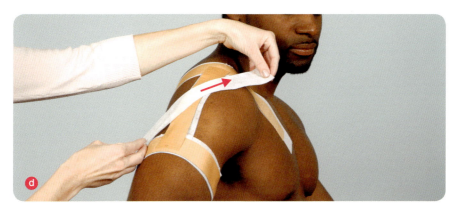

d

第5章 肩

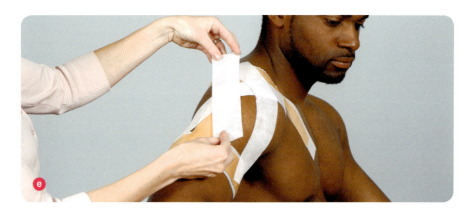

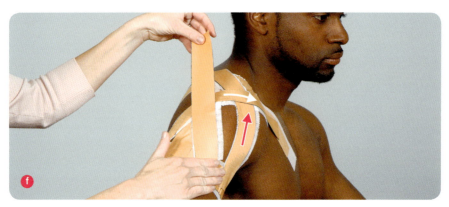

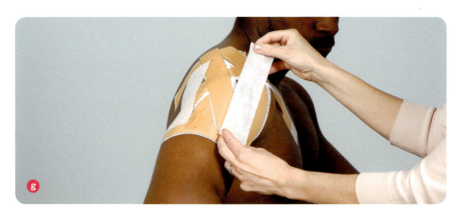

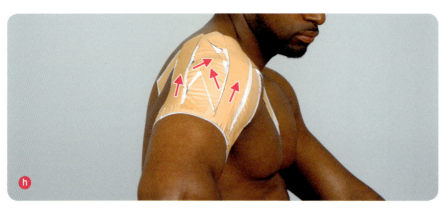

装具

テーピング手技と類似する装具（Brace）を紹介します。

ショルダースリング、アームスリング

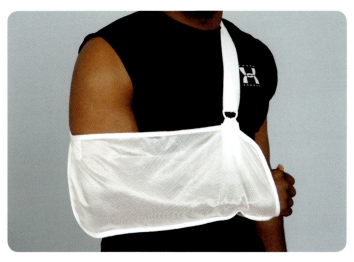

店頭で入手可能。ヘルスケアの専門家が脱臼を予防するために最初に紹介する装具です。亜脱臼による痛みや肩の手術後に使用されます。

鎖骨サポートストラップ、背面ブレース

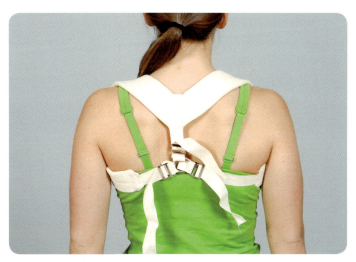

これらの装具は鎖骨の骨折や肩鎖関節の分離、肩や背部をリラックスした時に認められる可動域の減少の際に、ヘルスケアの専門家に紹介される装具です。

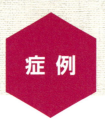

肩鎖関節インピンジメントとテーピング

　37歳女性：症状は、運動2、3カ月後に発症した右肩痛で、上部僧帽筋の痛みは10段階中4〜8です。手を頭の後ろに回した時に最も悪化し、腕の感覚が鈍麻しており、特に頚部の回旋・伸展でのみ痛みを訴えています。

　X線は撮影していません。患者の訴えでは、6カ月前にジムで痛めた際に僧帽筋の緊張が生じましたが、その症状は理学療法により現在は軽減しています。彼女はキックボクシングとピラティスインストラクターをしており、肩の軋轢音が認められます。座位でのわずかな脊柱側弯、骨盤の左右差、胸椎回旋位、猫背姿勢、肩関節挙上150°以上で痛みを訴えましたが、頚部の動きは正常でした。肩の外転と外旋での痛みは、5段階中4+です。肩甲上腕関節の障害により可動域制限を起こしています。

　一般的な頚部牽引では症状に変化は認められず、左第1肋骨筋の矯正によって症状は改善しました。2回目の治療後、症状は上腕二頭筋に限局し、上腕二頭筋腱炎の痛みは10段階中0〜5でした。この時点で、症状は手を頭上に上げるピラティスやパンチをする時のみ悪化するとのことでした。治療は肩関節可動域の改善、姿勢テーピング、腕のウェイトトレーニング、上腕二頭筋へのイオン導入を行いました。肩鎖関節（AC）後方グライドのテーピングによって痛みを10段階中0〜3に消失させ、テーピングだけで普段の手を頭上に上げるような運動で生じていた痛みを改善させました。

肩後方のテーピングとインピンジメント

　68歳男性：症状は、間欠的な肩痛です。肩関節外転挙上（80〜160°間）の際に疼痛が認められ（ペインフルアーク）、広げた両腕を維持することができません。

　外旋と外転の抵抗運動で痛みが認められましたが、顕著な筋力低下はありませんでした。患者は猫背で円背姿勢であり、テーピングを行うと、ペインフルアークで痛みが認められる範囲は90〜120°とすぐに減少しました。

　肩甲骨ストレッチエクササイズと、後方のモビライゼーション、下方の関節窩上腕グライドを行いました。また2週間テーピングを行うことで肩の屈曲と外転に伴う痛みはなくなりました（ペインフルアークを示しませんでした）。

第6章
肘、手首、手

The Elbow, Wrist, and Hand

　肘、手首、手の構造は表在性であるため、テーピングによる顕著な効果が認められる部位です。しかしながら、日常生活を行う上で必要な関節の動きをテーピングにより制限する可能性もあります。

　また、肘、手首・手のテーピングは長時間継続する必要がありますが、入浴や料理、趣味などで汚れてしまう可能性があります。

　特に利き手は、よく使うため、テープはすぐに汚れてしまいます。そのため、頻繁に取り換える必要があります。

　本章で紹介するテーピング技術、疾患と治療は以下の通りです。

肘、手首、手のテーピング技術
①内側・外側の上顆炎へのストラップテーピング
②橈骨頭のグライド
③外側上顆の負荷軽減（ダイヤモンドボックス）
④尺骨外旋のグライド
⑤尺骨内旋のグライド
⑥肘弛緩のブロック
⑦ニュートラルポジションでの手首へのストラップテーピング
⑧手首の屈曲・伸展のブロック
⑨橈骨手根骨のグライド
⑩第5中手骨背側のグライド
⑪内側尺骨のグライド
⑫大菱形骨のグライド
⑬親指のブロック

肘、手首、手の疾患と治療
・肘・手首・母指ROM制限
・内側・外側上顆炎
・手根管症候群
・手首の捻挫・痛み
・回内筋症候群
・手根骨不安定
・三角線維軟骨複合体断裂や手関節過伸展
・ド・ケルバン腱滑膜炎
・内側側副靭帯断裂
・ゲームキーパーズ母指
・スキーヤーズ母指

●肘、手首、手の解剖

肘関節は近位に上腕骨、遠位に橈骨と尺骨、さらに靭帯、関節包、筋肉から構成されています。肘関節は主にC6、C7から神経分布されるので、首の関連痛として起こる部位は共通しています。そのため、肘、手首、手の症状の原因となるいくつかの頸部病変を除外するために、注意深くスクリーニングをしてください。また、肘、手首、手は腱炎（外側・内側上顆炎）や手根管症候群のように治療が難しい慢性状態になることが多く、オーバーユースや疲労に伴う傷

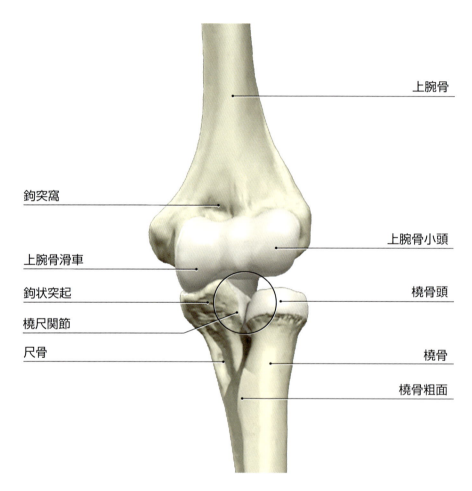

Image courtesy of Primal Pictures.

肘の骨格（前面）

害も起こしやすいです。

　手関節は手根管（動脈、屈筋腱、正中神経を含む）を作る手根横靭帯に沿って、遠位橈骨・尺骨、軟骨、半月板、関節円板、8つの手根骨を含んでいます。狭い手根管内部の構造が炎症を起こすと、手根管症候群の症状を引き起こします。

　三角線維軟骨複合体（TFCC：triargular fibrocartilage complex）は遠位橈骨尺骨と橈骨手根骨の間にあり、傷害になりやすいのが特徴です。遠位手根列は指と手の骨、筋肉、靭帯を関節でつないでいます。

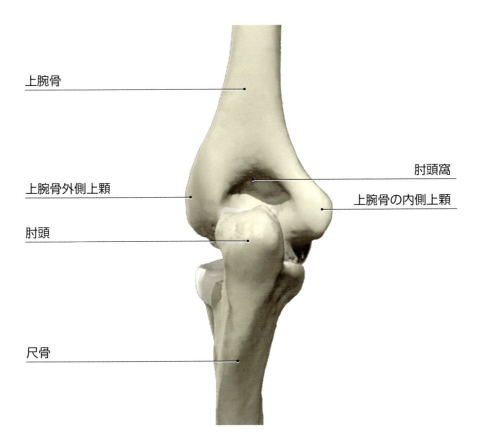

Image courtesy of Primal Pictures.

肘の骨格（後面）

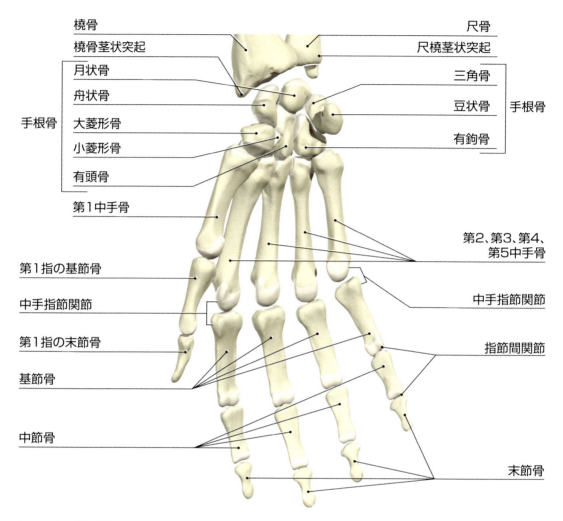

手首と手の骨格

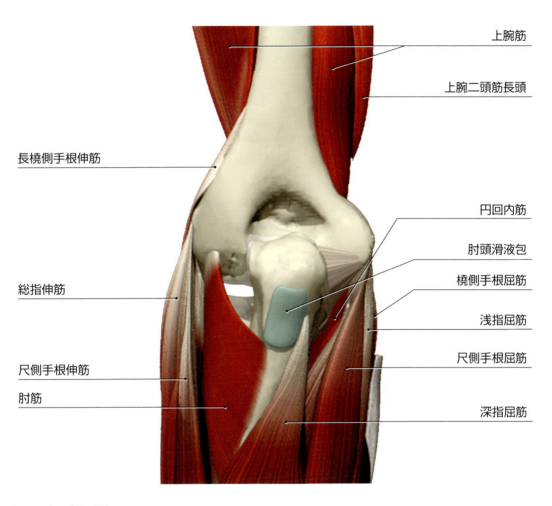

肘筋群（後面）

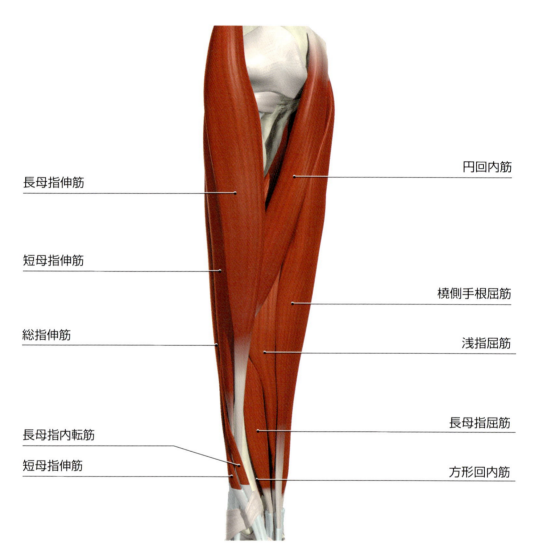

前腕筋群（前面）

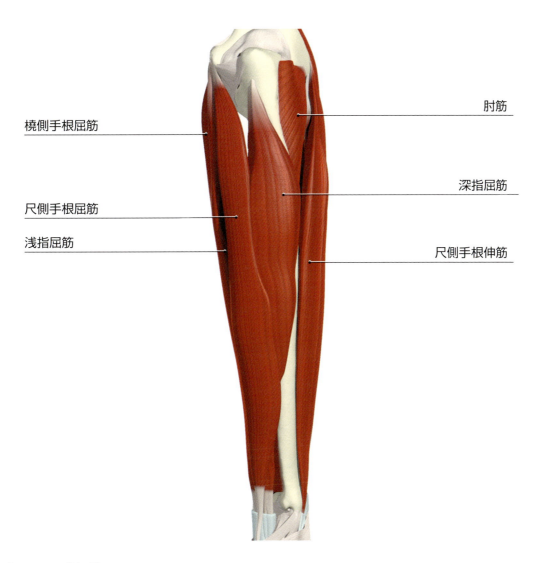

前腕筋群（後面）

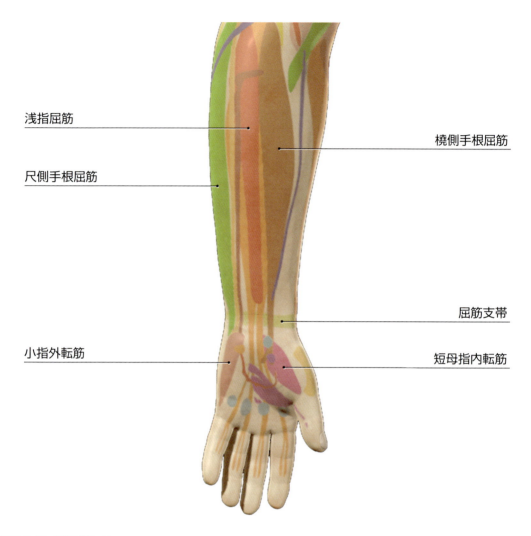

手・前腕の表層解剖

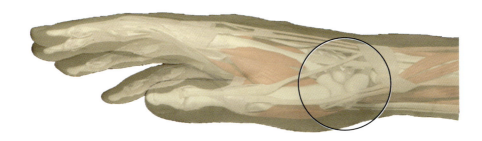

Image courtesy of Primal Pictures.

解剖学的スナップボックス（解剖学的嗅ぎタバコ入れ）

● 根拠

テーピングの効果に関する研究では、肘関節より遠位については数多く存在しており、それぞれの部位で有効とするたくさんの報告があります。Vicenzino（2003）は、マニュピレーション療法とテーピング技術の補助的治療が、外側上顆痛症状の初期の痛み軽減に効果的と報告しています。このテーピングは痛みの早期軽減に役立ち、治療プログラムへの患者のモチベーションを上げてくれます。

Vicenzino et al.（2003）は外側上顆痛患者に対してテーピングを行ったところ、「プラセボと比べて握力を痛みなしで24％まで改善した」、「しかし、圧痛閾値に関しては改善した（19％）ものの、統計的有意差はなかった」と報告しています。

Schoffl et al.（2007）はロッククライマーの屈筋腱滑車断裂に対して、新しいHテーピング法を用いたところ、他のテーピングが傷害指で靭帯と骨の距離を変化させないのに対して、Hテーピング法は16％まで減少させ、筋力も顕著に改善しました。

● 評価

テーピングの前に、不安定になっていないか、神経を圧迫していないか、その他の補助的な関節の動きはどうなっているかなど、痛みの軽減のために評価することが重要です。

X線、EMG、神経伝達検査（NCSs）などの再評価と同様に、手首と手に症状を誘発する首や肩の疾患をスクリーニングすることはとても重要なことです。

表6－1は肘、手関節、手の正常な自動的可動域（AROM：active range of motion）を示しています。

スペシャルテスト

以下のテストは、理学療法士はあまり使いませんが、神経の圧迫と関節の不安定性テストを除外した後、再教育のための評価には重要です。

表6－1　肘関節・手首・手の可動域（AROM）

動き	可動域の目安
肘関節の屈曲	140～150°
肘関節の伸展	0～10°
手首の屈曲	80～90°
手首の伸展	70～90°
前腕の回内と回外	85～90°
手首の橈屈	15°
手首の尺屈	30～45°

※ Adapted from Magee, 2006

親指のテーピングの前に

浅橈骨神経絞扼はテーピング後しばらくして起こることがあるでしょう。解剖学的スナッフボックス（橈側での短母指伸筋腱と長母指外転筋、尺側での長母指伸筋間の隙間）でチネルテスト陽性の場合は、浅橈骨神経絞扼である可能性は高いでしょう（Hertling and Kessler, 1996）。

また、橈骨神経絞扼があれば、解剖学的スナッフボックスにテーピングをあまりきつく巻いてはいけません。

肘と前腕のテーピングの前に

橈骨管症候群の症状は、上腕骨遠位を中心にした肘関節外側における広範囲な痛み、夜間痛、感覚異常のような症状で、外側上顆炎の症状に似ているため、外側上顆での橈骨神経やその枝の絞扼症状がないことを確かめる必要があります（Eckstrom and Holden, 2002 ; Borkholder, Hill, and Fess, 2004）。橈骨管症候群は、橈骨頭部と外側上顆以外の圧痛、中指伸展に抵抗した痛みが生じることなどから判断できます（Magee, 2006）。

以下に示す前腕の3つの部位は元々圧迫を受けやすい部位で、その症状も多岐にわたっています。1つめは後骨間神経のFrohse（フロセのアーケード：人口の30％で起こる線維のアーチ）管で、この部位は障害を受けやすく、回外筋により圧迫されると手関節伸筋の筋力低下を引き起こします。また2つめの後骨間神経の絞扼はテニス肘に類似した橈骨管症候群として知られており、短橈側手根伸筋と回外筋の橈骨頭前方部で認められます（Plancher, Peterson, and Steichen , 1996）。

3つめは、Wartenberg（ワルテンベルグ）症候群と呼ばれている腕橈骨筋による浅橈骨神経の圧迫で（Pecina, Krmpotic-nemanic, and Markiewitz, 2009）、反復性の手関節伸展活動や腫脹、外傷などが原因で、手関節、母指、指間背部の夜間痛が特徴とされています（Magee, 2006; Pecina, Krmpotic-nemanic, and Markiewitz , 2009）。

前腕周囲のテーピングに関しては内側上顆炎の治療に役立つことが知られていますが、テープを巻く位置で正中神経や尺骨神経が圧迫されることがあるため、症状がないことを確かめる必要があります。正中神経は上腕二頭筋腱膜浅指屈筋（FDS）アーチの近位角、Struthers靭帯（人口の1％に存在）で圧迫されやすく、知覚変化と痛みから始まり、筋力低下が徐々に進みます。正中神経が圧迫を受ける可能性がある部位は円回内筋部で、前腕前面に認められる動作に伴う痛みが特徴で回内筋症候群と呼ばれています。

正中神経絞扼については、(1)30〜60秒間肘・手関節屈曲位での回内に抵抗、(2)肘関節屈曲・回外に抵抗、(3)近位指節間関節で中指屈曲に抵抗、(4)回内中の近位円回内筋の圧痛という4つの方法で確認することができます（Butlers and Singer 1994 ; Magee, 2006）。

正中神経の前面骨間枝は前骨間神経症候群と呼ばれ、回内筋部位に圧迫され、前腕前面で非特異的な痛みと示指と母指の筋力低下、示指と母指先端を合わせてつまむ動作（OKサイン）の障害を特徴とした症状を呈します。

尺骨神経は前腕尺側の薬指と小指への感覚障害と肘関節内側と前腕での痛みを特徴としており、浅指屈筋起始部筋膜下、内側筋中隔、アーチ状靭帯、Strutherのアーケードで圧迫されることが知られています。

また、尺側手根屈筋（FCU）による肘部管の圧迫も存在します。これは一般的に肘関節を屈曲した際に、肘関節内側での知覚変化や痛みの症状を引き起こします（Magee, 2006）。

母指内側側副靭帯（UCL）不安定性テスト

伸展した母指に外反ストレスを与えます。テスト陽性では30°以上の外側移動を示し、部分断裂では健側母指と比較して30°程度変化します（Magee, 2006）。

生体力学的考察

手、手首、肘のオーバーユース障害は、反復性の動き、変わった（不自然な）姿勢での習慣的な動きなどに共通して起こります。患者の活動を確認し、環境が正しいかを評価することが重要になります。コンピューターやマウスを日常的に使う患者は、不自然な姿勢をどのように矯正すればよいかについて指示を行い、早めに人間工学的に正しい環境を確立すべきです。仕事場の改善だけで、多くの症状を軽減することが可能です。

アスリートについては、スポーツにおける適切な生体力学的なフォームを評価すること（例：アスリートがテニス肘や外側上顆炎かどうか）がとても大切です。時折、患者のグリップサイズ（ラケットハンドルが大きすぎる、または小さすぎる）がオーバーユース障害を引き起こす原因となります。

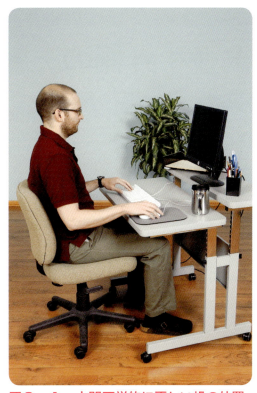

図6－1　人間工学的に正しい机の位置

テクニック	診断テスト
内側・外上顆のストラップテーピング	伸展または屈曲で圧迫する痛みの負荷軽減 ・前腕近位での橈骨神経の絞扼性を除外する ・前腕近位での正中神経の絞扼性を除外する ・前腕近位での尺骨神経の絞扼性を除外する
橈骨頭のグライド	橈骨頭付加的移動 ・橈骨神経の絞扼性を除外する
尺骨回外または回内のグライド	尺骨回内または回外付加的移動
橈骨手根のグライド	橈骨手根関節付加的移動
第5手根骨のグライド	第4または第5手根骨付加的移動
尺骨の前面のグライド	尺骨付加的移動
大菱形骨のグライド	大菱形骨付加的移動
母指のブロック	UCL不安定テスト ・表在での橈骨神経の絞扼性を除外する

> 肘、手首、手のテーピング技術①

内側・外側の上顆炎への ストラップテーピング

EPICONDYLITIS STRAPPING

◆適応

このテクニックは、外側、内側上顆炎（内側肘痛で特に屈曲や回内）や手を握る際の外側・内側部の肘痛に対する治療に有効です。

◆患者のポジション

患者を座位にし腕をベッドに置くか、または仰臥位にし腕をサイドに置き、肘伸展位にします。

◆施術者のポジション

施術者は患者の反対側に座ります。患者が仰臥位の場合、施術者は患側に座ります。

◆診断

まず、肘の絞扼神経障害を除外します。外側上顆炎に対する筋肉の負荷軽減テストを実施します（**写真ⓐ**）。患者に力一杯自分の手を握らせます。もし上顆に炎症があった場合、力一杯手を握ると、内側または外側に肘の痛みが増加します（Vicenzino, 2003）。外側上顆の伸展筋上を圧迫しながら、再び先ほどのように手を握らせます。この状態で、肘の痛みが軽減した場合、テーピングは効果的です。

橈骨神経管の絞扼が見られる場合、絞扼部位を避けるため、より前腕遠位にテープを貼ります。この圧迫による負担を軽減するテクニックは、内側上顆炎を評価するものと似ており、患者が力一杯握る際に手首の屈筋群遠位部の圧迫を行います。

◆ガイドライン

1 おおよそ1～2インチ（2.5～5cm）のアンダーラップを、肘の遠位の前腕を囲むように貼ります（**写真ⓑ**）。

2 患者が握る時に、ストラップテープをどちらかに力（例えば内側の場合）を入れて貼ると、テープによる締めつけを感じることができ、肘の痛みの軽減が認められます（**写真ⓒ～ⓓ**）。

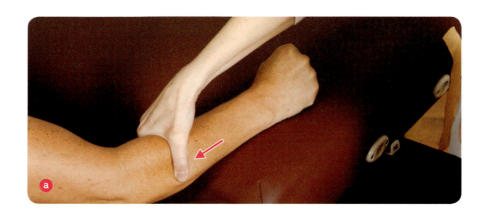

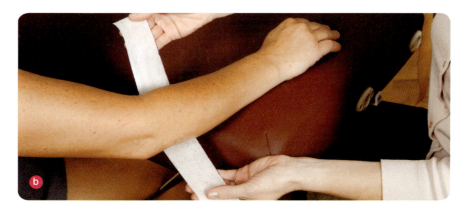

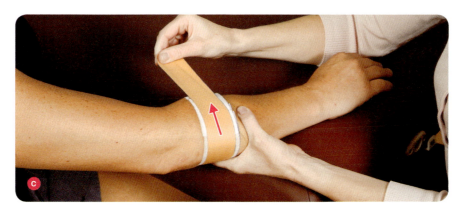

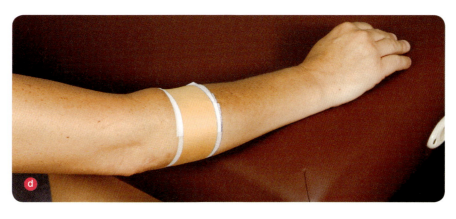

第6章 肘、手首、手

> 肘、手首、手のテーピング技術②

橈骨頭のグライド

RADIAL HEAD GLIDE

◆適応

このテクニックは、手首の背屈による外側の肘痛を軽減させます。

◆患者のポジション

患者を座位にし腕をベッドに置くか、または仰臥位にし腕をサイドに置き、肘伸展位にします。

◆施術者のポジション

施術者は患者の反対側に座ります。患者が仰臥位の場合、施術者は患側に座ります。なお、テープを貼る補助者が必要な場合もあります。

◆診断

橈骨に関連した動作テストを行います（**写真ⓐ**、Mulligan, 1999）。生体力学的には、橈骨頭は、手首の屈曲、伸展、回外、回内が組み合わさった動作で、回旋と屈曲を伴います。時に、橈骨が衝突すると外側部の肘痛の原因となります。

肘伸展時に回内動作を行った場合には、まずは橈骨内側頭を圧迫します。この部位を握ることで肘の症状が軽減したら、橈骨内側にテープを貼ることで症状が軽減できる可能性があります。また、橈骨頭の圧迫で症状を改善することが可能であり、肢位の改善や肘の神経絞扼を予防できます（Vicenzino, 2003）。

◆ガイドライン (Mulligan)

1. アンダーラップをする前に橈骨頭をグライドさせます（滑らせます）。
2. 1インチ（2.5cm）のアンダーラップを肘窩横紋遠位の橈骨外側に貼ります（**写真ⓑ**）。
3. ストラップテープを貼る時に、橈骨頭の内側を滑らせることによって症状が改善した場合、その状態を維持します（**写真ⓒ**）。尺骨の肘頭にテーピングしますが、前腕をすべて巻かないように注意します。
4. 橈骨の外側を滑らせることによって症状が改善した場合、外側に滑らせてテープを貼るとよいでしょう（**写真ⓓ**）。

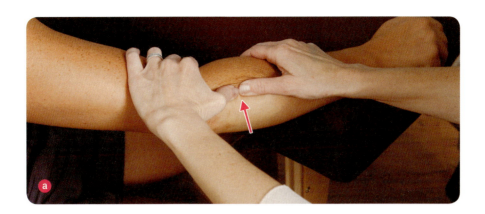

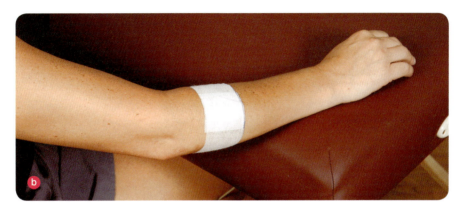

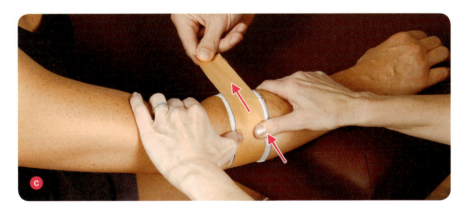

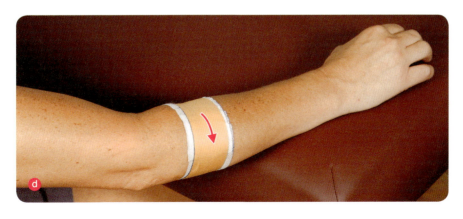

肘、手首、手のテーピング技術③

外側上顆の負荷軽減（ダイヤモンドボックス）

LATERAL EPICONDYLITIS UNLOADING (DIAMOND BOX)

◆適応

このテクニックは、安静時や夜間時の外側上顆痛のコントロールに有効です。

◆患者のポジション

患者を座位にし腕をベッドに置くか、または仰臥位にするなど、腕をサイドに置くようにします。少し屈曲させることで、最大可動域を制限します。

◆施術者のポジション

施術者は患者の反対側に座ります。患者が仰臥位の場合、施術者は患側に座ります。

◆ガイドライン (McConnell, 2000)

1. 痛む部位の中心に菱形を作ります。アンダーラップを用い、前腕中央に囲むように固定し、アンダーラップが前腕にクロスするように斜めに貼ります（**写真ⓐ**）。
2. 腕の長軸方向の上部にアンダーラップが配置されます。
3. アンダーラップの方向に沿って縦にテンションを加え、アンダーラップ下の皮膚が疼痛部位へ近づくように貼ります。この場合、外顆に近づくとよいでしょう（**写真ⓑ**）。
4. ストラップテープを痛む部位に菱形に貼ります（**写真ⓒ**）。この菱形の中の皮膚は、ミカンの皮の肌目のようになるとよいでしょう（**写真ⓓ**）。

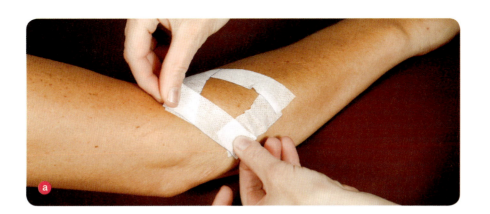

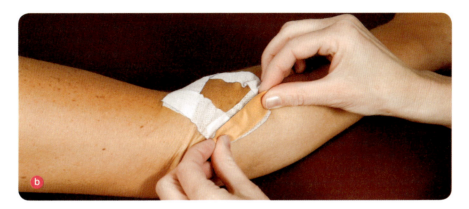

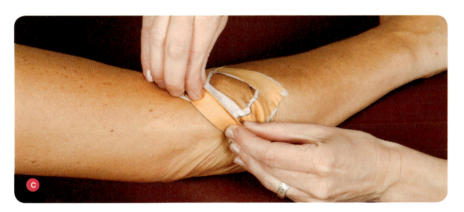

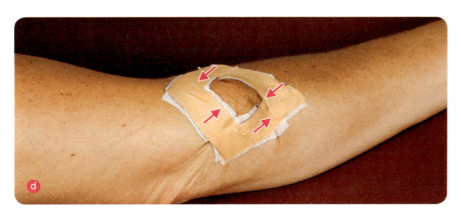

第6章 肘、手首、手

肘、手首、手のテーピング技術④

尺骨外旋のグライド

ULNAR EXTERNAL ROTATION GLIDE

◆適応

このテクニックは、肘痛があるか、または肘の完全伸展が困難な場合の治療として有効です。

◆患者のポジション

患者を立位にし肩を屈曲するか、または座位にしてベッドに腕を置くようにします。

◆施術者のポジション

施術者は患者に向かって立ち、患者の上腕骨を安定させるよう尺骨を動かします。なお、テープの補助にもう1人の施術者が必要です。

◆診断

関節動作のテストとして、肘を伸展しながら尺骨を回外位にします(**写真ⓐ**、Mulligan, 1999)。症状の改善や可動域の改善が見られた場合、この手技が有効と考えられます。

◆ガイドライン (Mulligan)

1. 回外位に滑らせ、1インチ(2.5cm)のアンダーラップを、前腕外側にある肘頭前から貼ります(**写真ⓑ**)。
2. 上腕遠位を安定させるため、一方の手で尺骨を回外位にします。もう1人はアンダーラップを引っ張り、半分の幅のストラップテープを、前腕内側から上腕二頭筋の外側に貼ることで固定します(**写真ⓒ**)。
3. ストラップテープは、関節の滑りを維持しながら力を入れて貼ります(**写真ⓓ**)。

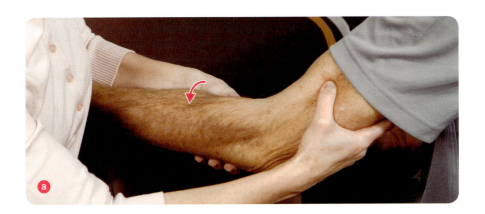
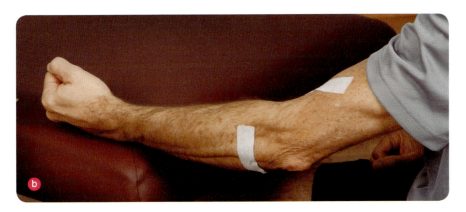
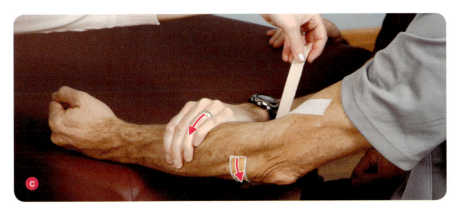
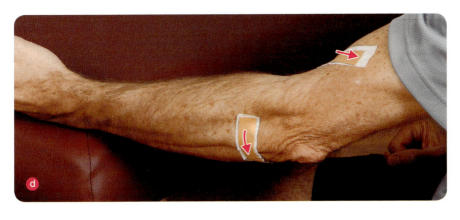

肘、手首、手のテーピング技術⑤

尺骨内旋のグライド

ULNAR INTERNAL ROTATION GLIDE

◆適応
このテクニックは、肘痛、または肘の完全伸展が困難な方の治療として有効です。

◆患者のポジション
患者を立位、または座位とし、肩を屈曲させます。

◆施術者のポジション
施術者は患者に向かって立ち、上腕骨を安定させるよう尺骨を動かします。なお、テープの補助にもう1人の施術者が必要です。

◆診断
関節動作のテストを行い、肘を伸展しながら尺骨を回内させます（**写真ⓐ**、Mulligan, 1999）。症状の軽減や可動域の改善が認められた場合、このテクニックは有効だと考えられます。

◆ガイドライン (Mulligan)

1 回内位に動かし、その状態を維持したままアンダーラップを貼り（**写真ⓑ**）、1インチ（2.5cm）のストラップテープを前腕尺骨の内側から貼り、もう1人の施術者が前腕外側から上腕二頭筋内側に引っ張り固定します（**写真ⓒ〜ⓓ**）。

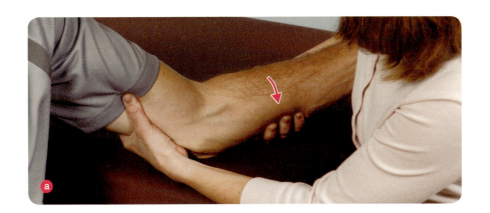

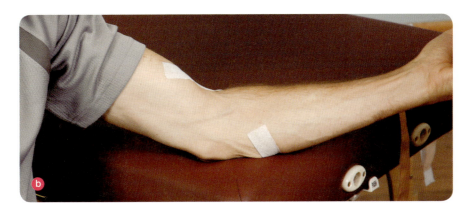

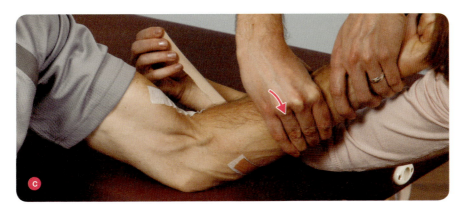

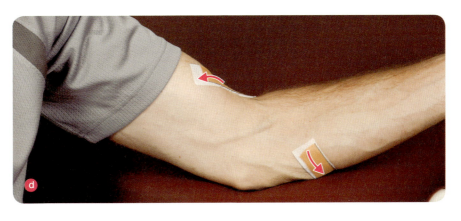

肘、手首、手のテーピング技術⑥

肘弛緩のブロック

ELBOW HYPEREXTENSION BLOCK

◆適応
このテクニックは、肘の伸展、内反、外反の可動域を制限するための方法です。

◆患者のポジション
患者を仰臥位にします。手の下にタオルを置き、伸展ブロックにより過伸展を制限します。

◆施術者のポジション
施術者は患側に座ります。

◆ガイドライン

1. X字のアンダーラップを、肘の内面で（過伸展ブロック）、肘の内側（外反動揺）、肘の外側（内反動揺）の中心にX字になるように貼ります（**写真ⓐ**）。
2. 肘の不良動作（伸展、内反、外反）を制限するために、アンダーラップの上にストラップテープを貼ります（**写真ⓑ**）。

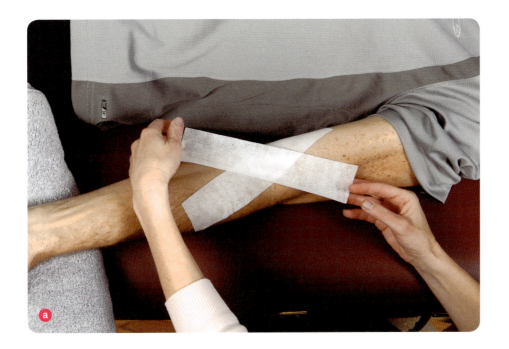

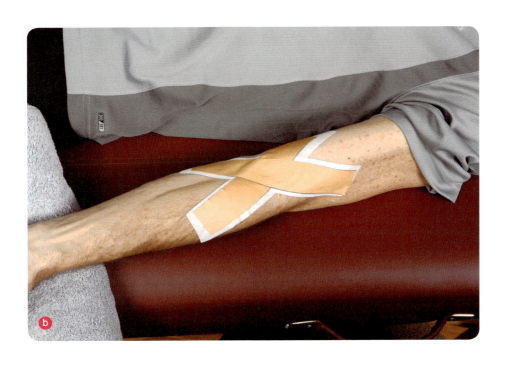

第6章 肘、手首、手

肘、手首、手のテーピング技術⑦

ニュートラルポジションでの手首へのストラップテーピング

NEUTRAL WRIST STRAPPING

◆適応

このテクニックは、内側、外側上顆炎、手根管症候群、手首の捻挫、回内筋症候群、手根部の不安定、三角線維骨複合体損傷、手首の過剰運動の治療に有効です。

◆患者のポジション

患者を座位にし、ベッドに腕を置きます。

◆施術者のポジション

施術者は患者の反対側に座ります。

◆ガイドライン

1 アンダーラップを貼る時は手首をリラックスさせ、1枚目は前腕中央の遠位から橈骨茎状突起に1インチ（2.5cm）、2枚目は前腕中央の手掌側から橈骨茎状突起に向けて1インチ（2.5cm）貼ります。3枚目は、感覚異常や痛みの軽減のために、手根骨の周りに貼ります。しかし他の症状を悪化させやすいため圧迫は行わないでください。

2 ストラップテープは遠位に引っ張りながら貼ります（**写真❶～❺**）。

3 手首の周りを固定します（**写真❻**）。

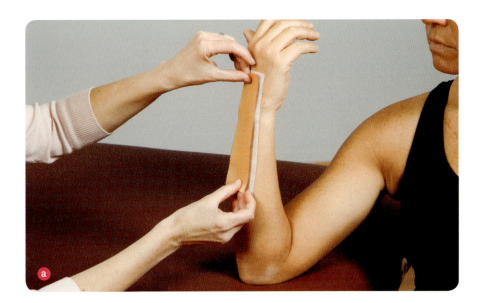

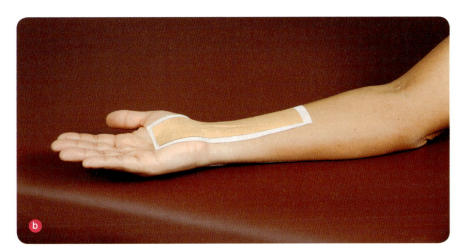

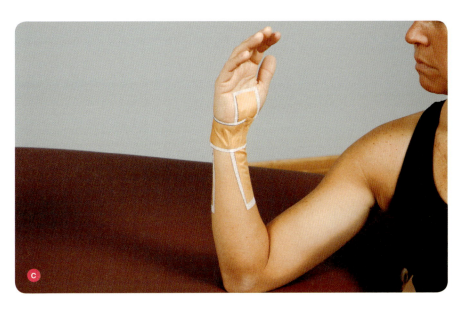

> 肘、手首、手のテーピング技術⑧

手首の屈曲・伸展のブロック

WRIST FLEXION OR EXTENSION BLOCK

◆適応

伸展のブロックは手首の伸展を制限し、回内筋症候群や手首の屈曲や肘伸展に伴う肘前面の痛みの治療に有効です。屈曲のブロックは手首の屈曲を制限します。

◆患者のポジション

患者を座位にし、ベッドに腕を置きます。

◆施術者のポジション

施術者は患者の反対側に座ります。

◆ガイドライン

1. 伸展のブロックは、手首をリラックスした状態でアンダーラップを前腕内側から橈骨茎状突起の遠位の掌側に貼っていきます。
2. ストラップテープはアンダーラップと同様に貼ります（**写真ⓐ**）。
3. 屈曲のブロックは、手首をリラックスした状態でアンダーラップを前腕外側から橈骨茎状突起の遠位の背側に貼っていきます（**写真ⓑ**）。
4. どちらも、手首にアンダーラップやストラップテープを貼る際は、遠位側に引っ張ります。

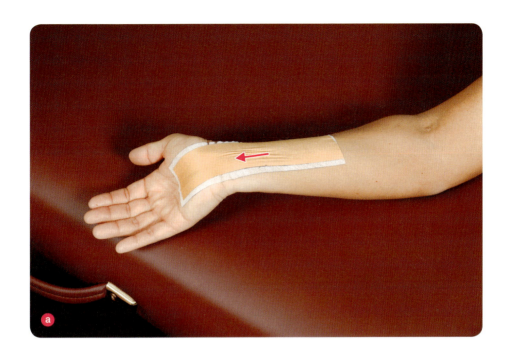

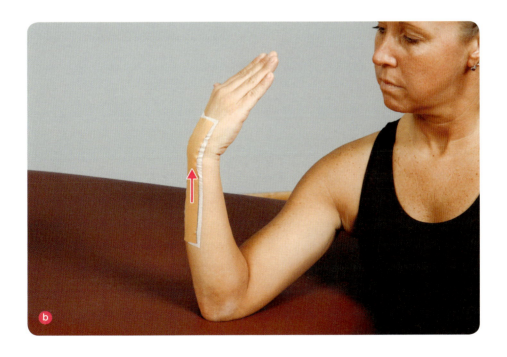

肘、手首、手のテーピング技術⑨

橈骨手根骨のグライド

WRIST PAIN, RADIOCARPAL GLIDE

◆適応
このテクニックは、肘の屈曲、伸展による痛みの治療に有効です。

◆患者のポジション
患者を座位にしてベッドに肘を置くか、または仰臥位にして肘を曲げます。

◆施術者のポジション
施術者は患者の手に向かいます。なお、テープの補助にもう1人の施術者が必要です。

◆診断
橈骨手根関節の動きをテストします（Mulligan, 1999）。尺骨茎状突起で、近位手根骨のスペースに橈骨を動かし、もう一方の手で橈屈を安定させます（写真❶）。

◆ガイドライン（Mulligan）

1. 縦半分の幅のストラップテープを使います。1人は橈骨手根関節を動かし、もう1人はアンダーラップをし、ストラップテープを手掌側の尺骨茎状突起から手首に1周貼ります。固定テープはテープの貼り始めまで1周巻きます（写真❶～❹）。

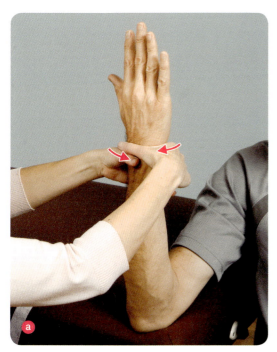
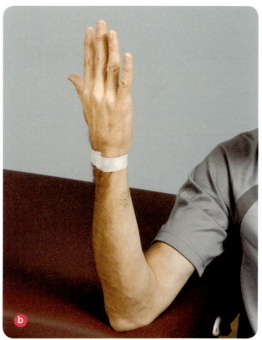
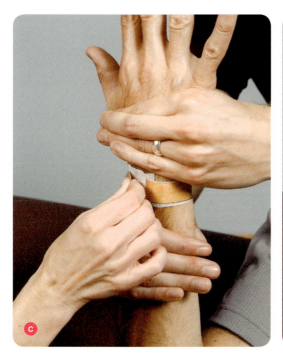
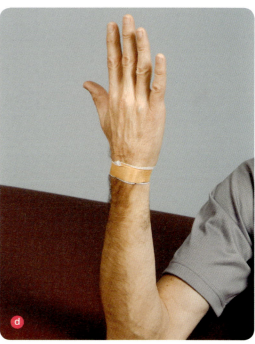

肘、手首、手のテーピング技術⑩

第5中手骨背側のグライド

FIFTH METACARPAL DORSAL GLIDE

◆適応

このテクニックは、手を握った際に発生する、環指や小指の手根中手部外側と尺骨の痛みの治療に有効です。

◆患者のポジション

患者を座位にし、腕をベッドに置き、手掌を下げます。

◆施術者のポジション

施術者は患者の反対側に座ります。なお、テープの補助にもう1人の施術者が必要です。

◆診断

第5手根中手部（握った時に、第4または第5手根中手部が痛む）背側に動作テストを行います（**写真ⓐ**）。第5手根中手部を背側に動かした際、痛みが軽減する場合はこのテーピングが有効です。

◆ガイドライン (Mulligan)

1. 第4手根中手部の安定化とともに、第5手根中手部を上方（背側）へ動かします。
2. アンダーラップを用い、第5手根中手部の手掌から始めます（**写真ⓑ**）。
3. 縦半分の幅のストラップテープを、背側、近位を維持しながら貼っていき（**写真ⓒ**）、前腕内側に固定します（**写真ⓓ〜ⓔ**）。

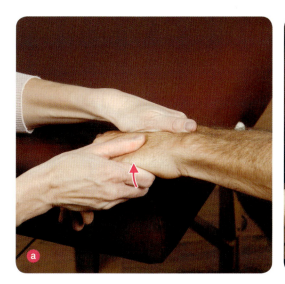
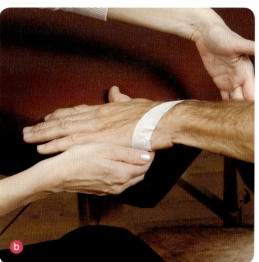
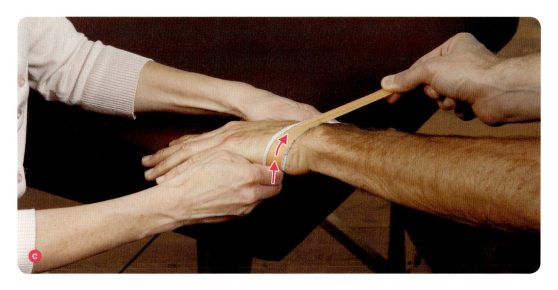
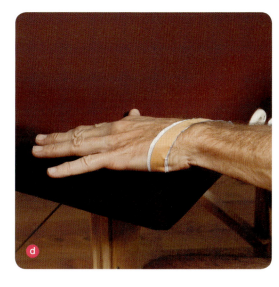
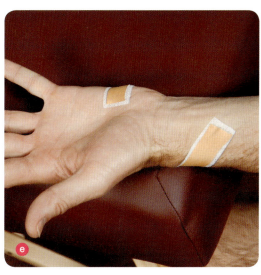

肘、手首、手のテーピング技術⑪

内側尺骨のグライド

VENTRAL ULNAR GLIDE

◆適応
このテクニックは、回内、回外における下橈尺関節の痛みの治療に有効です。

◆患者のポジション
患者を立位にし、腕を横にします。

◆施術者のポジション
施術者は立位で、患側の腕に向かいます。なお、テープの補助にもう1人の施術者が必要です。

◆診断
回内、回外時に尺骨遠位を内側に動かすことで、症状の軽減が認められます（**写真ⓐ**、Mulligan, 1999）。

◆ガイドライン (Mulligan)

1. 尺骨遠位を触診し、回外時に手掌へ向かって動かします。
2. もう1人の施術者が手首の内側にアンダーラップを行いますが、この際手首にすべて巻かないように注意します（**写真ⓑ**）
3. 縦半分の幅のストラップテープで、圧を維持しながら、テープを手掌に引っ張り、橈骨に固定します。この際、手首にすべて巻かないように注意します（**写真ⓒ～ⓓ**）

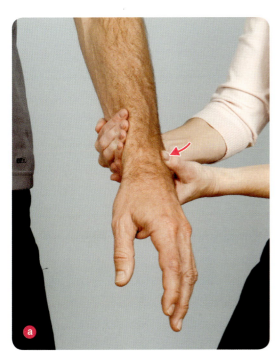

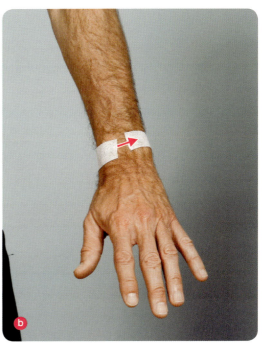

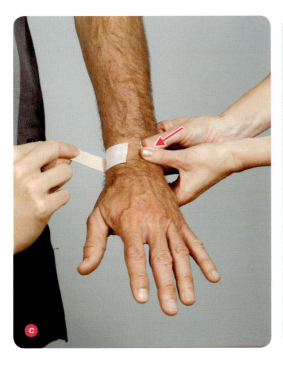

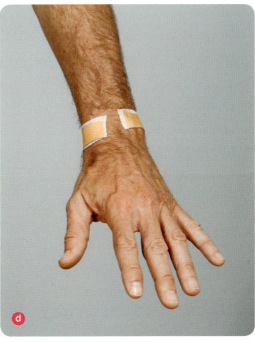

肘、手首、手のテーピング技術⑫

大菱形骨のグライド

TRAPEZIUM GLIDE

◆適応

このテクニックは、第1中手指節関節、または第1指伸展時における大菱形骨の痛みの治療に有効です。

◆患者のポジション

患者を座位、または立位にします。

◆施術者のポジション

施術者は座り、患者の手首と解剖学的スナッフボックスを握り、もう一方の手で手根骨を安定させます。なお、テープの補助にもう1人の施術者が必要です。

◆診断

大菱形骨の動作テストを行います（**写真ⓐ**、Mulligan, 1999）。第1手根中手部を安定させた状態で、親指の伸展時に大菱形骨を前外側へ動かします。症状が軽減した場合は、このテーピングは有効です。

◆ガイドライン (Mulligan)

1. 1人目の作業者はスクリーニングした部位を示し続けます。
2. 2人目の施術者は、親指の根元から尺骨にかけて手掌の周りにアンダーラップを張ります（**写真ⓑ**）。
3. 続けて、縦半分の幅のストラップテープを尺骨に固定します（**写真ⓒ～ⓓ**）。

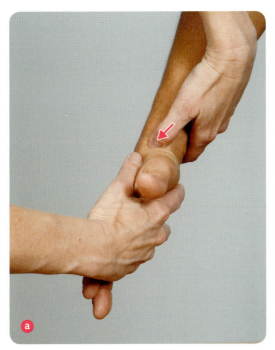

a

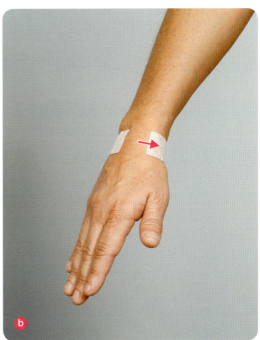

b

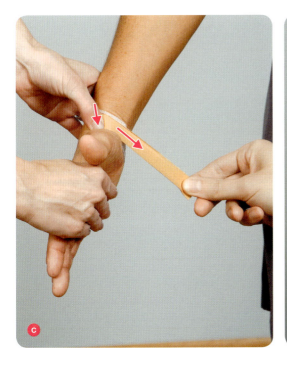

c

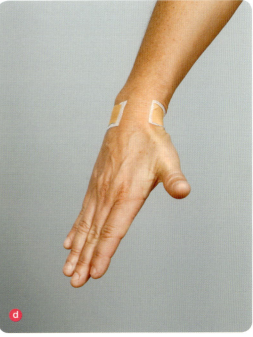

d

第6章 肘、手首、手

183

肘、手首、手のテーピング技術⑬

親指のブロック

THUMB BLOCK

◆適応

このテクニックは、ド・ケルバン病、内側側副靱帯損傷、ゲームキーパー母指、スキーヤーズ母指の治療に有効です。

◆患者のポジション

患者を座位にし、腕をベッドに置きます。

◆施術者のポジション

施術者は座位で患者と対側に座ります。

◆ガイドライン

1. アンダーラップ（手のサイズによるが、幅を縦半分にカットする必要があるかもしれません）を解剖学的スナッフボックスから始め、親指のスペースから親指の周りを経て、尺骨手掌の内側へ向けて貼ります（写真❶）。
2. ストラップテープはアンダーラップと手順は同じです（写真❷～❹）。
3. 必要性があれば、尺骨偏位を予防するためアンダーラップとストラップテープを手首の周りに貼ります（写真❺～❻）。

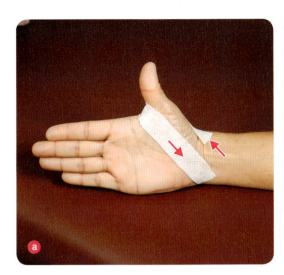

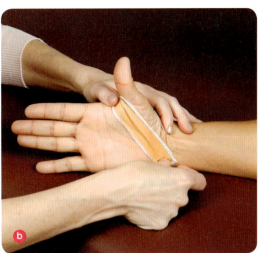

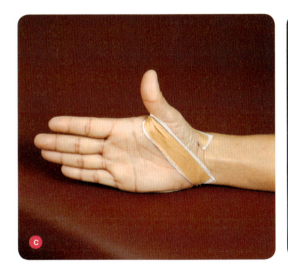

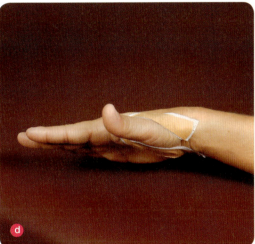

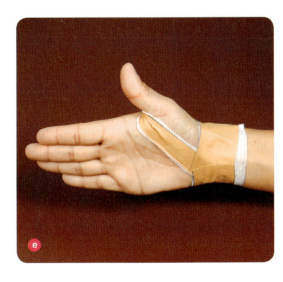

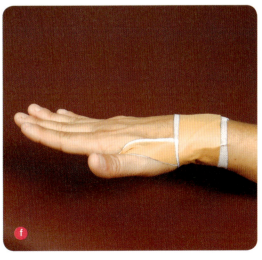

第6章 肘、手首、手

185

装具

テーピング手技と類似する装具（Brace）を紹介します。

上顆炎のストラップ

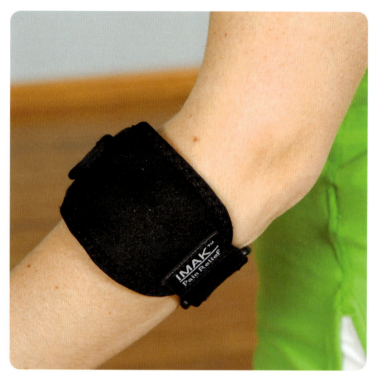

店頭で入手可能。このストラップは肘の遠位に装着し、内側または外側上顆炎の治療に使用します（ただし、絞扼神経障害がある場合は行いません）。次ページのニュートラル・リストスプリントは上顆炎の夜間痛を軽減させる可能性があります。

手や手首の付け根の親指スピカスプリント

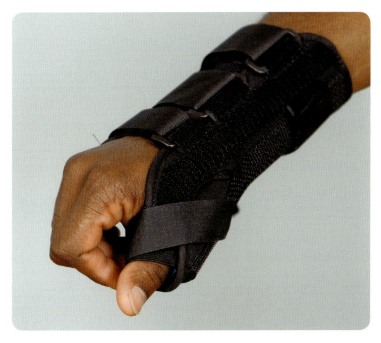

薬局で入手可能。ド・ケルバン病や内側側副靭帯損傷や動揺性、ゲームキーパーズ母指、スキーヤーズ母指の治療として親指を固定します。しかしながら、デザインがさまざまなので、まずは治療者（理学療法士、作業療法士）に相談すべきでしょう。

ニュートラル・リストスプリント

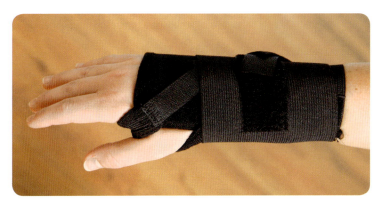

店頭、またはカスタムメイドで入手可能。このタイプのスプリントは、手根管症候群の夜間治療としてよく用いられます。しかし、手や手首を過度に使用するような日中の動作では使用できません。

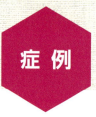
症例

外側上顆炎（テニス肘）とテーピング

35歳女性：患者は13cm幅の重い箱を運び、外側上顆の痛みがあらわれました。

肘関節外側に対する神経絞扼テストは陰性でした。そのようなことから、治療は外側伸筋群への軟部組織モビライゼーション、動きを伴った橈骨頭モビライゼーション（MWM）、イオン導入、伸張性の手首伸展強化運動を行いました。しかし、患者はマッサージ師であるため、すぐに症状は悪化してしまいました。また、仕事中に邪魔になるため、テニス肘用の装具は使えませんでした。

上顆のストラップテーピングを仕事前に行うことで痛みの軽減が認められ、仕事を休まずに1カ月後に完治しました。ちなみに、彼女には腕の休養を勧めましたが、経済的な理由から休業できませんでした。

内側上顆炎（ゴルフ肘）とテーピング

47歳男性：患者は、週末に重い造園作業を行っており、その後、両側前腕と肘痛が出ていました。その状態で週明けにゴルフを1ラウンド（18ホール）まわったところ、片側の内側上顆に持続的な痛みを感じるようになりました。痛みは持続し、痛みのため車の運転ができなかったということで来院しました。そこで握り動作と手首屈曲の抵抗テストを行うと、痛みと内側上顆の圧痛がありました。

患者へは、軟部組織モビライゼーション、ストレッチ、痛みを伴わない程度の筋力強化を行いました。前腕にストラップテープを巻くと、テーピング中はわずかな痛みのみで運転できるようになりました。そのため、彼にはゴルフや造園の際には、前腕ストラップ装具の着用を勧め、さらにトリガーポイントドライニードル療法を週に1度クリニックで継続したところ、2カ月で装具がなくても日常の活動ができるようになるまでに回復しました。

参 考 文 献

Ackermann, B., R. Adams, and E. Marshall. 2002. The effect of scapula taping on electromyographic activity and musical performance in professional violinists. *Australian Journal of Physiotherapy* 48 (3): 197-203.

Adamczyk, A., W. Kiebzak, M. Wilk-Franczuk, and Z. Sliwinski. 2009. Effectiveness of holistic physiotherapy for low back pain. *Ortopedia, Traumatologia, Rehabilitacja* 11:562.

Adams, E., and C. Madden. 2009. Cuboid subluxation: A case study and review of the literature. *Current Sports Medicine Reports* 8:300.

Alexander, C., S. Stynes, A. Thomas, J. Lewis, and P. Harrison. 2003. Does tape facilitate or inhibit the lower fibres of trapezius? *Manual Therapy* 8 (1): 37-41.

Alt, W., H. Lohrer, and A. Gollhofer. 1999. Functional properties of adhesive ankle taping: Neuromuscular and mechanical effects before and after exercise. *Foot and Ankle International* 4:238-245.

Ancliffe, J. 1992. Strapping the shoulder in patients following a cerebrovascular accident (CVA): A pilot study. *Australian Journal of Physiotherapy* 38:37-41.

Aspegren, D., T. Hyde, and M. Miller. 2007. Conservative treatment of a female collegiate volleyball player with costochondritis. *Journal of Manipulative and Physiological Therapeutics* 30 (4): 321-325.

Ator, R., K. Gunn, T. McPoil, and H. Knecht. 1991. The effect of adhesive strapping on medial longitudinal arch support before and after exercise. *Journal of Orthopedic and Sports Physical Therapy* 14 (1): 18-23.

Bennell, K., S. Coburn, E. Wee, S. Green, A. Harris, A. Forbes, and R. Buchbinder. 2007. Efficacy and cost-effectiveness of a physiotherapy program for chronic rotator cuff pathology: A protocol for a randomised, double-blind, placebo-controlled trial. *BMC Musculoskeletal Disorders* 8 (August 31): 86.

Beumer, A., Swierstra B., and P Mulder. 2002. Clinical diagnosis of syndesmotic ankle instability: evaluation of stress tests behind the curtain. *Acta Orthop Scand.* 73: 667-9.

Bhave, A., D. Paley, and J. Herzenberg. 1999. Improvement in gait parameters after lengthening for the treatment of limb-length discrepancy. *Journal of Bone and Joint Surgery (American)* 81:529-534.

Blustein, S., and J. D'Amico. 1985. Limb length discrepancy: Identification, clinical significance, and management. *Journal of the American Podiatric Medical Association* 75 (4): 200-206.

Bockrath, K., C. Wooden, T. Worrell, C. Ingersoll, and J. Farr. 1993. Effects of patella taping on patella position and perceived pain. *Medicine and Science in Sports and Exercise* 25:989-992.

Borkholder, C., V. Hill, and E. Fess. 2004. The efficacy of splinting for lateral epicondylitis: A systematic review. *Journal of Hand Therapy* 17:181-199.

Bragg, R., J. MacMahon, E. Overom, S. Yerby, G. Matheson, D. Carter, and P. Andriacchi. 2002. Failure and fatigue characteristics of adhesive athletic tape. *Medicine and Science in Sports and Exercise* 33 (3): 403-410.

Brown, G., R. Donatelli, P. Catlin, and M. Wooden. 1995. The effect of two types of foot orthoses on rearfoot mechanics. *Journal of Orthopedic and Sports Physical Therapy* 21 (5): 258-267.

Butlers, K., and K. Singer. 1994. Nerve lesions of the arm and elbow. In *Orthopedic Sports Medicine: Principles and Practice*. Philadelphia: Saunders.

Callaghan, M.J., J. Selfe, A. McHenry, and J. Oldham. 2008. Effects of patellar taping on knee joint proprioception in patients with patellofemoral pain syndrome. *Manual Therapy* 13 (3): 192-199.

Carda, S., and F. Molteni. 2005. Taping versus electrical stimulation after botulinum toxin type A injection for wrist and finger spasticity: A case-control study. *Clinical Rehabilitation* 19 (6): 621-626.

Carter, K., and N. Chockalingam. 2009. An assessment of strapping techniques commonly used for pronated foot deformities. *Journal of the American Podiatric Medical Association* 99 (5): 391-398.

Cerny, K. 1995. Vastus medialis oblique/vastus lateralis muscle activity ratios for selected exercises in persons with and without patellofemoral pain syndrome. *Physical Therapy* 75:672-683.

Christou, E. 2004. Patellar taping increases vastus medialis oblique activity in the presence of patellofemoral pain. *Journal of Electromyography and Kinesiology* 14:495-504.

Cleland, J. 2007. *Orthopedic Clinical Exam: An Evidence Based Approach for Physical Therapists*. Philadelphia: Saunders.

Conway, A., T. Malone, and P. Conway. 1992. Patellar alignment/tracking alteration: Effect on force output and perceived pain. *Isokinetics and Exercise Science* 2:9-17.

Cools, A., E. Witvrouw, L. Danneels, and D. Cambier. 2002. Does taping influence electromyographic muscle activity in the scapular rotators in healthy shoulders? *Manual Therapy* 7 (3): 154-162.

Cowan, S., K. Bennell, K. Crossley, P. Hodges, and J. McConnell. 2002. Physiotherapy treatment changes EMG onset timing of VMO relative to VL in subjects with patellofemoral pain syndrome: A randomised, double-blind, placebo-controlled trial. Medicine and *Science in Sports and Exercise* 34 (12): 1879-1885.

Crossley, K., K. Bennell, S. Green, S. Cowan, and J. McConnell. 2002. Physical therapy for patellofemoral pain: A randomized, double-blinded, placebo-controlled trial. *American Journal of Sports Medicine* 30 (6): 857-865.

Crossley, K., K. Bennell, S. Green, and J. McConnell. 2001. A systematic review of physical interventions for patellofemoral pain syndrome. *Clinical Journal of Sports Medicine* 11 (2): 103.

Crossley, K., S. Cowan, K. Bennell, and J. McConnell. 2000. Patellar taping: Is clinical success supported by scientific evidence? *Manual Therapy* 5 (3): 142-150.

Crossley, K., G. Marino, M. Macilquham, A. Schache, and R. Hinman. 2009. Can patellar tape reduce the patellar malalignment and pain associated with patellofemoral osteoarthritis? *Arthritis and Rheumatism* 61:1719.

Crowell, R., and J. Paolino. 2005. *Mulligan Taping Techniques*. DVD. East Hampstead, NH: Northeast Seminars.

Cushnaghan, J., C. McCarthy, and P. Dieppe. 1994. Taping the patella medially: A new treatment for osteoarthritis of the knee joint? *British Medical Journal* 308:753-755.

D'Amico, J., H. Dinowitz, and M. Polchaninoff. 1985. Limb length discrepancy: An electromyographic analysis. *Journal of the American Podiatric Medical Association* 75 (12): 639-643.

Defrin, R., S. Benyamin, R. Aldubi, C. Pick. 2005. Conservative correction of leg-length discrepancies of 10 mm or less for relief of chronic low back pain. *Archives of Physical Medicine and Rehabilitation* 86:2075-2080.

Delahunt, E., A. McGrath, N. Doran, and G. Coughlan. 2010. Effect of taping on actual and perceived dynamic postural stability in persons with chronic ankle instability. *Archives of Physical Medicine and Rehabilitation* 91 (9): 1383-1389.

Delahunt, E., J. O'Driscoll, and K. Moran. 2009. Effects of taping and exercise on ankle joint movement in subjects with chronic ankle instability: A preliminary investigation. *Archives of Physical Medicine and Rehabilitation* 90:1418.

Derasari, A., T. Brindle, K. Alter, and F. Sheehan. 2010. McConnell taping shifts the patella inferiorly in patients with patellofemoral pain: A dynamic magnetic resonance imaging study. *Physical Therapy* 90 (3): 411.

Eckstrom, R., and K. Holden. 2002. Examination of and intervention for patients with chronic lateral elbow pain with signs of nerve entrapment. *Physical Therapy* 82:1077-1086.

Ernst, G., J. Kawaguchi, and E. Saliba. 1999. Effect of patellar taping on knee kinetics of patients with patellofemoral pain syndrome. *Journal of Orthopedic and Sports Physical Therapy* 29: 661-667.

Farrell, E., E. Naber, and P. Geigle. 2010. Description of a multifaceted rehabilitation program including overground gait training for a child with cerebral palsy: A case report. *Physiotherapy Theory and Practice* 26 (1): 56-61.

Fitzgerald, G., and P. McClure. 1995. Reliability of measurements obtained with four tests for patellofemoral alignment. *Physical Therapy* 75:84-92.

Franettovich, M., A. Chapman, P. Blanch, and B. Vicenzino. 2008. A physiological and psychological basis for anti-pronation taping from a critical review of the literature. *Sports Medicine* 38 (8): 617-631.

Franettovich, M., A. Chapman, P. Blanch, and B. Vicenzino. 2009. Continual use of augmented low-Dye taping increases arch height in standing but does not influence neuromotor control of gait. *Gait and Posture* 31 (2): 247-250.

Friberg, O., M. Nurminen, K. Korhonen, E. Soininen, and T. Manttari. 1983. Accuracy and precision of clinical estimation of leg length inequality and lumbar scoliosis: Comparison of clinical and radiological measurements. *International Disability Studies* 10 (2): 49-53.

Fu, T., A. Wong, Y. Pei, K. Wu, S. Chou, and Y. Lin. 2008. Effect of Kinesio taping on muscle strength in athletes: A pilot study. *Journal of Science and Medicine in Sport* 11 (2): 198-201.

García-Muro, F., A. Rodríguez-Fernández, and A. Herrero-de-Lucas. 2010. Treatment of myofascial pain in the shoulder with Kinesio taping: A case report. *Manual Therapy* 15 (3): 292-295.

Genova, J., and M. Gross. 2000. Effect of foot orthotics on calcaneal eversion during standing and treadmill walking for subjects with abnormal pronation. *Journal of Orthopedic and Sports Physical Therapy* 30 (11): 664-675.

Giles, L.G., and J. Taylor. 1981. Low-back pain associated with leg length inequality. *Spine* 6 (5): 510-521.

Gilleard, W., J. McConnell, and D. Parsons. 1998. The effect of patellar taping on the onset of vastus medialis obliquus and vastus lateralis muscle activity in persons with patellofemoral pain. *Physical Therapy* 78:25-31.

González-Iglesias, J., C. Fernández-de-Las-Peñas, J.A. Cleland, P. Huijbregts, and M. Del Rosario Gutiérrez-Vega. 2009. Short-term effects of cervical Kinesio taping on pain and cervical range of motion inpatients with acute whiplash injury: A randomized clinical trial. *Journal of Orthopedic and Sports Physical Therapy* 39 (7): 515-521.

Greig, M., K. Bennell, A. Briggs, and P. Hodges. 2008. Postural taping decreases thoracic kyphosis but does not influence trunk muscle electromyographic activity or balance in women with osteoporosis. *Manual Therapy* 13 (3): 249-257.

Grelsamer, R.P., and J. McConnell. 1998. *The Patella: A Team Approach*. Gaithersburg, MD: Aspen.

Griffin, A., and J. Bernhardt. 2006. Strapping the hemiplegic shoulder prevents development of pain during rehabilitation: A randomized controlled trial. *Clinical Rehabilitation* 20 (4): 287-295.

Gross, M. Limb length inequality: Clinical implications for assessment and intervention. *Journal of Orthopedic and Sports Physical Therapy* 33:221-234.

Gross, M. 1995. Lower quarter screening for skeletal malalignment: Suggestions for orthotics and shoewear. *Journal of Orthopedic and Sports Physical Therapy* 21:389-405.

Gross, R. 1983. Leg length discrepancy in marathon runners. *American Journal of Sports Medicine* 11 (3): 121-124.

Hadala, M., and C. Barrios. 2009. Different strategies for sports injury prevention in an America's Cup yachting crew. *Medicine and Science in Sports and Exercise* 41 (8): 1587-1596.

Hall, M., W. Ferrell, R. Sturrock, D. Hamblen and R. Baxendale. 1995. The effect of the hypermobility syndrome on knee joint proprioception, *British Journal of Rheumatology* 34: 121–125.

Herrington, L. 2001. The effect of patellar taping on quadriceps peak torque and perceived pain: A preliminary study. *Physical Therapy in Sport* 2 (1): 23-28.

Herrington, L. 2004. The effect of patella taping on quadriceps strength and functional performance in normal subjects. *Physical Therapy in Sport* 5 (1): 33-36.

Herrington, L. 2010. The effect of patellar taping on patellar position measured using ultrasound scanning. *Knee* 17 (2): 132-134.

Herrington, L., and S. Al-Shebli. 2006. Effect of ankle taping on vertical jump in male volleyball players before and after exercise. *Physical Therapy in Sport* 7 (4): 175-176.

Herrington, L., and C. Payton. 1997. Effect of corrective taping of the patella on patients with patellofemoral pain. *Physiotherapy* 83:566-572.

Hertling, D., and R. Kessler. 1996. *Management of Common Musculoskeletal Disorders*, 3rd ed. Philadelphia: Lippincott Williams & Wilkins.

Hinman, R., K. Crossley, J. McConnell, and K. Bennell. 2003. Efficacy of knee tape in the management of osteoarthritis of the knee: Blinded randomized controlled trial. *British Medical Journal* 327:135.

Hopper, D., K. Samsson, T. Hulenik, C. Ng, T. Hall, and K. Robinson. 2009. The influence of Mulligan ankle taping during balance performance in subjects with unilateral chronic ankle instability. *Physical Therapy in Sport* 10 (4): 125-130.

Host, H. 1995. Scapular taping in the treatment of anterior shoulder impingement. *Physical Therapy* 75 (9): 803-812.

Hsu, Y., W. Chen, H. Lin, W. Wang, and Y. Shih. 2009. The effects of taping on scapular kinematics and muscle performance in baseball players with shoulder impingement syndrome. *Journal of Electromyography and Kinesiology* 19 (6): 1092-1099.

Hughes, T., and P. Rochester. 2008. The effects of proprioceptive exercises and taping on proprioception in subjects with functional ankle instability: A review of literature. *Physical Therapy in Sport* 9:136-147.

Hyland, M.R., A. Webber-Gaffney, L. Cohen, and P. Lichtman. 2006. Randomized controlled trial of calcaneal taping, sham taping, and plantar fascia stretching for the short-term management of plantar heel pain. *Journal of Orthopedic and Sports Physical Therapy* 36:364-371.

Iosa, M., D. Morelli, M.V. Nanni, C. Veredice, T. Marro, A. Medici, S. Paolucci, and C. Mazza. 2010. Functional taping: A promising technique for children with cerebral palsy. *Developmental Medicine and Child Neurology* 52 (6): 587-589.

Jaraczewska, E., and C. Long. 2006. Kinesio taping in stroke: Improving functional use of the upper extremity in hemiplegia. *Topics in Stroke Rehabilitation* 13 (3): 31-42.

Kaufman, K., L. Miller, and D. Sutherland. 1996. Gait asymmetry in patients with limb length inequality. *Journal of Pediatric Orthopedics* 16:144-150.

Kendall H., and F. Kendall. 1999. *Muscles: Testing and Function. Baltimore*: William & Wilkins.

Kilbreath, S., S. Perkins, J. Crosbie, and J. McConnell. 2006. Gluteal taping improves hip extension during stance phase of walking following stroke. *Australian Journal of Physiotherapy* 52 (1): 53-56.

Lampe, H.I., B. Swierstra, and A. Diepstraten. 1996. Measurement of limb length inequality: Comparison of clinical methods with orthoradiography in 190 children. *Acta Orthopaedica Scandinavica* 67 (3): 242-244.

Lange, B., L. Chipchase, and A. Evans. 2004. An assessment of strapping techniques commonly used for pronated foot deformities: The effect of low-Dye taping on plantar pressures, during gait, in subjects with navicular drop exceeding 10 mm. *Journal of Orthopedic and Sports Physical Therapy* 34:201-209.

Lewis, J.S., C. Wright, and A. Green. 2005. Subacromial impingement syndrome: The effect of changing posture on shoulder range of movement. *Journal of Orthopedic and Sports Physical Therapy* 35 (2): 72-87.

Lo, I., B. Nonweiler, M. Woolfrey, R Litchfield, A Kirkley. 2004. An evaluation of apprehension, relocation, and surprise tests for anterior shoulder instability. *American Journal of Sports Medicine* 32:301-307.

Magee, D.J. 2006. *Orthopedic Physical Assessment*, 4th ed. St Louis: Saunders Elsevier.

Maguire, C., J. Sieben, M. Frank, and J. Romkes. 2010. Hip abductor control in walking following stroke: The immediate effect of canes, taping and TheraTogs on gait. *Clinical Rehabilitation* 24 (1): 37-45.

McConnell J., 1986.The management of chondromalacia patellae: a long-term solution. *Australian Journal of Physiotherapy* 32: 215–33.

McConnell, J. 2000. A novel approach to pain relief pre therapeutic exercise. *Journal of Science and Medicine in Sport* 3:325-334.

McConnell, J. 2002. Recalcitrant chronic low back and leg pain: A new theory and different approach to management. *Manual Therapy* 7 (4): 183-192.

McConnell, J. 2010. McConnell Approach to the Lower Extremity. Course notes.

McPoil, T. 1988. Footwear. *Physical Therapy* 68 (12): 1857-1865.

McPoil, T.G., and M. Cornwall. 2000. The effect of foot orthoses on transverse tibial rotation during walking. *Journal of the American Podiatric Medical Association* 90 (1): 2-11.

McPoil, T.G., and M. Cornwall. 2007. Foot and Ankle Update: Biomechanics, Evaluation, and Orthotic Intervention. Course notes, APTA Annual Conference, Denver, CO.

Meier, K., T. McPoil, M. Cornwall, and T. Lyle. 2008. Use of antipronation taping to determine foot orthoses prescription: A case series. *Research in Sports Medicine* 16 (4): 257-271.

Miller, P., and P. Osmotherly. 2009. Does scapula taping facilitate recovery for shoulder impingement symptoms? A pilot randomized controlled trial. *Journal of Manual and Manipulative Therapy* 17:E6.

Moiler, K., T. Hall, and K. Robinson. 2006. The role of fibular tape in the prevention of ankle injury in basketball: A pilot study. *Journal of Orthopedic and Sports Physical Therapy* 36 (9): 661-668.

Morin, L., and G. Bravo. 1997. Strapping the hemiplegic shoulder: A radiographic evaluation of its efficacy to reduce subluxation. *Physiotherapy Canada* (Spring): 103-108.

Mulligan, B.R. 1999. *Manual Therapy: 'NAGS', 'SNAGS', and 'MWMS' etc*. Wellington, NZ: Plane View Services.

Ng, G., and J. Cheng 2002. The effects of patellar taping on pain and neuromuscular performance in subjects with patellofemoral pain syndrome. *Clinical Rehabilitation* 16:821-827.

Ng, G.Y, and P. Wong. 2009. Patellar taping affects vastus medialis obliquus activation in subjects with patellofemoral pain before and after quadriceps muscle fatigue. *Clinical Rehabilitation* 23 (8): 705-713.

Nolan, D., N. Kennedy, K. Moiler, T. Hall, and K. Robinson. 2009. Effects of low-Dye taping on plantar pressure pre and post exercise: An exploratory study. *BMC Musculoskeletal Disorders* 10 (Apr 21): 40.

Osborne, H., and G. Allison. 2006. Treatment of plantar fasciitis by low-Dye taping and iontophoresis: Short term results of a double blinded, randomized, placebo controlled clinical trial of dexamethasone and acetic acid. *British Journal of Sports Medicine* (February): 1-5.

Papaioannou, T., I. Stokes, and J. Kenwright. 1982. Scoliosis associated with limb-length inequality. *Journal of Bone and Joint Surgery (American)* 64 (1): 59-62.

Passerallo, A., and G. Calabrese. 1994. Improving traditional ankle taping techniques with rigid strapping tape. *Journal of Athletic Training* 29 (1): 76-77.

Pecina, M., J. Krmpotic-Nemanic, and A. Markiewitz. 1991. *Tunnel Syndromes*. Boca Raton, FL: CRC Press.

Perrin, D. 2005. *Athletic Taping and Bracing*, 2nd ed. Champaign, IL: Human Kinetics.

Peterson, C. 2004. The use of electrical stimulation and taping to address shoulder subluxation for a patient with central cord syndrome. *Physical Therapy* 84 (7): 634-643.

Plancher, K.D., R.K. Peterson, and J.B. Steichen. 1996. Compressive neuropathies and tendinopathies in the athletic elbow and wrist. *Clinics in Sports Medicine* 15:331-372.

Powers, C., R. Landel, T. Sosnick, J. Kirby, K. Mengel, A. Cheney, and J. Perry. 1997. The effects of patellar taping on stride characteristics and joint motion in subjects with patellofemoral pain. *Journal of Orthopedic and Sports Physical Therapy* 26:286-291.

Prost, A. 1990. Place de la kinesitherapie dans le traitement du syndrome de la traversee thoraco-brachiale. *Kinesitherapie Scientifique* 288: 5-22.

Quilty, B., M. Tucker, R. Campbell, and P. Dieppe. 2003. Physiotherapy, including quadriceps exercises and patellar taping, for knee osteoarthritis with predominant patello-femoral joint involvement: Randomized controlled trial. *Journal of Rheumatology* 30:1311-1317.

Revel, M., B. Amor. 1983. Rehabilitation of cervico-thoraco-brachial outlet syndrome. *Phlebologie* 36: 157-65.

Richmond, J., D. Hunter, J. Irrgang, M.H. Jones, B. Levy, R. Marx, L. Snyder-Mackler, W.C. Watters 3rd, R.H. Haralson 3rd, C.M. Turkelson, J.L. Wies, K.M. Boyer, S. Anderson, J. St Andre, P. Sluka, R. McGowan, and American Academy of Orthopaedic Surgeons. 2009. Treatment of osteoarthritis of the knee (nonarthroplasty). *Journal of the American Academy of Orthopedic Surgeons* 17 (9): 591-600.

Russo, S.J., and L. Chipchase. 2001. The effect of low-Dye taping on peak plantar pressures of normal feet during gait. *Australian Journal of Physiotherapy* 47 (4): 239-244.

Schoffl, I., F. Einwag, W. Strecker, F. Hennig, and V. Schoffl. 2007. Impact of taping after finger flexor tendon pulley ruptures in rock climbers. *Journal of Applied Biomechanics* 23 (1): 52-62.

Selkowitz, D.M., C. Chaney, S. Stuckey, and G. Vlad. 2007. The effects of scapular taping on the surface electromyographic signal amplitude of shoulder girdle muscles during upper extremity elevation in individuals with suspected shoulder impingement syndrome. *Journal of Orthopedic and Sports Physical Therapy* 37 (11): 694-702.

Shamus, J., and E. Shamus. 1997. A taping technique for the treatment of acromioclavicular joint sprains: A case study. *Journal of Orthopedic and Sports Physical Therapy* 25:390-394.

Simmonds, J.V., and R. Keer. 2007. Hypermobility and the hypermobility syndrome. *Manual Therapy* 12 (4): 298-309.

Smith, M., V. Sparkes, M. Busse, and S. Enright. 2009. Upper and lower trapezius muscle activity in subjects with subacromial impingement symptoms: Is there imbalance and can taping change it? *Physical Therapy in Sport* 10 (2): 45-50.

Sparkes, V. 2006. The immediate effect of scapular taping on surface electromyographic activity of the scapular rotators in swimmers with subacromial impingement symptoms. *Physical Therapy in Sport* 7:4-17.

Stoffel, K., R. Nicholls, A. Winata, A. Dempsey, J. Boyle, and D. Lloyd. 2010. The effect of ankle taping on knee and ankle joint biomechanics in sporting tasks. *Medicine and Science in Sports and Exercise* 42 (11): 2089-2097.

Subotnick, S. 1981. Limb length discrepancies of the lower extremity (the short leg syndrome). *Journal of Orthopedic and Sports Physical Therapy* 3:11-16.

Thelen, M.D., Dauber J.A, and P. Stoneman. 2008. The clinical efficacy of Kinesio tape for shoulder pain: A randomized, double-blinded, clinical trial. *Journal of Orthopedic and Sports Physical Therapy* 38 (7): 389-395.

Tobin, S., and G. Robinson. 2000. The effect of McConnell's vastusl lateralis inhibition taping technique on vastus lateralis and vastus medialis obliquus activity. *Physiotherapy* 86: 173-183.

Van de Water, A., and C. Speksnijder. 2010. Efficacy of taping for the treatment of plantar fasciosis: A systematic review of controlled trials. *Journal of the American Podiatric Medical Association* 100:41-51.

Vanti, C., L. Natalini, A. Romeo, D. Tosarelli, and P. Pillastrini. 2007. Conservative treatment of thoracic outlet syndrome: A review of the literature. *Europa Medicophysica* 43 (1): 55-70.

Vicenzino, B. 2003. Lateral epicondylalgia: A musculoskeletal physiotherapy perspective. *Manual Therapy* 8 (2): 66-79.

Vicenzino, B. 2004. Foot orthotics in the treatment of lower limb conditions: A musculoskeletal physiotherapy perspective. *Manual Therapy* 9 (4): 185-196.

Vicenzino, B., J. Brooksbank, J. Minto, S. Offord, and A. Paungmali. 2003. Initial effects of elbow taping on pain-free grip strength and pressure pain threshold. *Journal of Orthopedic and Sports Physical Therapy* 33 (7): 400-407.

Vicenzino, B., T. McPoil, and S. Buckland. 2007. Plantar foot pressures after the augmented low Dye taping technique. *Journal of Athletic Training* 42 (3): 374-380.

Vicenzino, B., A. Paungmali, and P. Teys. 2007. Mulligan's mobilization with movement, positional faults and pain relief: Current concepts from a critical review of literature. *Manual Therapy* 12:98-108.

Warden, S.J., R. Hinman, M. Watson Jr., K. Avin, A. Bialocerkowski, and K. Crossley. 2008. Patellar taping and bracing for the treatment of chronic knee pain: A systematic review and meta-analysis. *Arthritis and Rheumatism* 59:73-83.

Whittingham, M., S. Palmer, and F. MacMillan. 2004. Effects of taping on pain and function in patellofemoral pain syndrome: A randomized controlled trial. *Journal of Orthopedic and Sports Physical Therapy* 34 (9): 504-510.

Wilson, T., N. Carter, and G. Thomas. 2003. A multicenter, single-masked study of medial, neutral, and lateral patellar taping in individuals with patellofemoral pain syndrome. *Journal of Orthopedic and Sports Physical Therapy* 33:437-443.

Yasukawa, A., P. Patel, and C. Sisung. 2006. Pilot study: Investigating the effects of Kinesio taping in an acute pediatric rehabilitation setting. *American Journal of Occupational Therapy* 60 (1): 104-110.

◆ 索　引 ◆

あ

アキレス腱炎……18, 38, 44, 56, 58
アキレス腱の負荷軽減……17, 31, 44
アキレス腱ベルト……58
足首骨折……18
足首の固定装具……59
足首のサポート……58
足首の不安定……18, 25, 59
足のアライメント異常……18
足の痛み……26, 50, 52
アスレチックテープ……9，10
亜脱臼
……25, 63, 76, 127, 133, 142, 147
アプリヘンジョンテスト……134
アレルギー……13
アンカーテープ……13, 15, 38
安全上の注意……13
アンダーラップ
……10, 18, 38, 78, 108, 132, 136, 160
アーチ崩れ……18
アーチの低下予防……58, 158
アーチリフト装具……59
アームスリング……147
インピンジメント
……99, 108, 127, 133, 148
ウォーキング……18, 30, 106
内側足関節痛……18
エンプティカンテスト……134
オスグットシュラッター病……78
親指スピカスプリント……187

か

外側上顆炎
……149, 158, 160, 172, 186, 188
外側上顆痛……157,164
外側上顆の負荷軽減……149, 164
外側側副靭帯……18, 48, 65, 73
階段昇降……74
回内筋症候群……149, 158, 172, 174
回内足……18, 27, 38, 64, 70, 73
外反……28, 30, 38, 73, 159, 173
外反母趾の矯正……48
解剖学的肢位……15
解剖学的スナッフボックス
……157, 158, 182, 184
踵上げ……60, 74, 75
踵の痛み……18, 26, 32, 34, 40, 60, 61
過屈曲……48
下肢の違和感……122
過剰運動症候群……12, 74
過伸展傷害……18
鵞足炎……96
鵞足部の負荷軽減
（不活性化）テスト……82
片足立ち……74
肩下方の亜脱臼の矯正……127, 142
肩関節亜脱臼……133
肩関節窩唇……127
肩峰下インピンジメント
……127, 133, 138
滑液ひだ……64
滑液包……64,104
滑膜ひだ傷害誘発試験……72
下橈尺関節の痛み……180
関節可動域
……12, 14, 106, 147, 157, 133
関節唇断裂……134
関節半月板……64
キネシオテープ……10
脚長差……31, 74, 75
胸郭出口症候群（TOS）
……127, 133, 135
胸鎖関節……127
狭窄性……114
胸椎グライド……99, 110
胸肋分離症……112
距骨……17, 19, 32, 83
距骨下関節……18, 19, 28
距舟踵関節……18
距腿関節……18, 19
筋腱……64
靴……17, 27, 32, 58, 61, 75
屈筋腱滑車断裂……157
クロスX……17, 34
脛骨……18, 19, 32, 63, 64, 73, 80
脛骨過労性骨膜炎……32, 34
脛骨ストレス症候群……18
脛骨大腿骨のねじれ……63, 88
脛骨の内旋滑り……88
脛腓関節……17, 74
腱炎……17, 18, 38
肩関節前方亜脱臼……142
肩甲胸部関節……127
肩甲骨の位置矯正……140
肩甲上腕関節……127, 142, 148
肩甲上腕リズム……134,140
肩鎖関節……127, 128, 134, 136, 148
肩鎖関節捻挫……129
肩鎖関節のブロッキング
……127, 138
肩痛……99, 108, 133, 135, 148
腱の部分断裂……44
腱板断裂……134
腱板痛……133
ゲームキーパーズ母指
……149, 184, 187
後骨間神経……158
後面の装具……124
絞扼神経障害……160, 186
股関節痛……32
骨粗鬆症……106

固有受容器⋯⋯⋯⋯⋯⋯⋯⋯58, 71	尺骨外旋のグライド⋯⋯⋯⋯149, 166	脊椎すべり症⋯⋯⋯⋯⋯99, 107, 114
さ	尺骨神経⋯⋯⋯⋯⋯⋯⋯⋯132, 158	脊椎分離症⋯⋯⋯⋯⋯⋯99, 107, 114
鎖骨骨折⋯⋯⋯⋯⋯⋯⋯⋯⋯34, 136	尺骨内旋のグライド⋯⋯⋯⋯149, 168	前骨間神経症候群⋯⋯⋯⋯⋯⋯158
鎖骨サポートストラップ⋯⋯⋯147	尺骨の痛み⋯⋯⋯⋯⋯⋯⋯⋯⋯178	前十字靭帯⋯⋯⋯⋯⋯⋯⋯⋯65, 73
サポートベルト⋯⋯⋯⋯⋯⋯⋯125	ジャンパー膝⋯⋯⋯⋯⋯⋯⋯63, 78	仙腸関節痛⋯⋯⋯⋯⋯⋯⋯99, 116
サルカスサイン⋯⋯⋯⋯⋯⋯⋯142	舟状骨の拳上⋯⋯⋯⋯⋯⋯⋯⋯17	仙腸関節の痛み⋯⋯⋯⋯⋯⋯⋯118
サルカステスト⋯⋯⋯⋯⋯⋯⋯134	修正版ハイダイ⋯⋯⋯⋯⋯⋯17, 38	仙腸関節ベルト⋯⋯⋯⋯⋯⋯⋯124
三角線維骨複合体損傷⋯⋯⋯⋯172	手根管⋯⋯⋯⋯⋯⋯⋯⋯⋯⋯⋯151	浅橈骨神経絞扼⋯⋯⋯⋯⋯⋯⋯158
三角線維軟骨複合体（TFCC）	手根管症候群⋯⋯⋯149, 172, 186	前方引き出しテスト⋯⋯⋯⋯29, 73
⋯⋯⋯⋯⋯⋯⋯⋯⋯⋯⋯149, 151	手根中手部外側⋯⋯⋯⋯⋯⋯⋯178	足根管症候群⋯⋯⋯⋯⋯18, 32, 34
姿勢矯正⋯⋯⋯⋯⋯⋯99, 108, 134	手根横靭帯⋯⋯⋯⋯⋯⋯⋯⋯⋯151	足趾過屈曲⋯⋯⋯⋯⋯⋯⋯⋯⋯18
趾節間関節⋯⋯⋯⋯⋯⋯⋯⋯18, 19	腫脹⋯⋯⋯⋯⋯⋯⋯⋯⋯⋯14,158	足底圧⋯⋯⋯⋯⋯⋯⋯⋯⋯⋯⋯25
膝蓋腱炎⋯⋯⋯⋯⋯⋯⋯⋯⋯63, 96	循環障害⋯⋯⋯⋯⋯⋯⋯⋯14,144	足底関節⋯⋯⋯⋯⋯⋯⋯⋯⋯⋯18
膝蓋腱のストラップ⋯⋯⋯⋯⋯96	踵骨⋯⋯⋯⋯⋯⋯⋯⋯18, 19, 22, 30	足底筋膜炎
膝蓋腱の負荷軽減⋯⋯63, 74, 78, 82	踵骨外反歩行⋯⋯⋯⋯⋯⋯⋯⋯25	⋯⋯⋯⋯26, 32, 34, 38, 40, 42, 61
膝蓋骨⋯⋯⋯⋯9, 63, 64, 69, 74, 76,	踵骨滑液包炎⋯⋯⋯⋯⋯⋯⋯18, 38	足底グライド⋯⋯⋯⋯⋯⋯⋯18, 54
96, 97, 105, 106	踵骨反転グライド⋯⋯⋯⋯⋯17, 40	足底腱膜炎⋯⋯⋯⋯⋯⋯⋯⋯⋯18
膝蓋骨傾きテスト⋯⋯⋯⋯⋯⋯70	踵骨反転グライド（代替法）	足底靭帯の傷害⋯⋯⋯⋯⋯⋯18, 48
膝蓋骨下の痛み⋯⋯⋯⋯⋯⋯⋯80	⋯⋯⋯⋯⋯⋯⋯⋯⋯⋯⋯⋯17, 42	足底の痛み⋯⋯⋯⋯⋯⋯⋯⋯⋯50
膝蓋骨脂肪体の炎症⋯⋯⋯⋯⋯96	上前腸骨棘⋯⋯⋯⋯⋯72, 73, 100, 105	足根骨の癒着⋯⋯⋯⋯⋯⋯⋯⋯18
膝蓋骨テーピング⋯⋯⋯⋯65, 106	上背部⋯⋯⋯⋯⋯⋯99, 127, 134, 135	足根骨癒合症⋯⋯⋯⋯⋯⋯⋯⋯38
膝蓋骨の動き⋯⋯⋯⋯⋯⋯63, 76, 96	踵立方関節⋯⋯⋯⋯⋯⋯⋯⋯⋯18	足根中足関節⋯⋯⋯⋯⋯19, 50, 52
膝蓋骨の脱臼⋯⋯⋯⋯⋯⋯⋯63, 76	上腕骨⋯⋯⋯⋯⋯⋯⋯⋯⋯128, 150	**た**
膝蓋骨の内側グライド⋯⋯⋯63, 76	上腕二頭筋腱膜浅指屈筋⋯⋯⋯158	第1中足骨⋯⋯⋯⋯⋯⋯⋯⋯⋯50
膝蓋靭帯炎⋯⋯⋯⋯⋯⋯⋯76, 78, 80	ショパール関節⋯⋯⋯⋯⋯⋯⋯17	第1中足骨のバニオン⋯⋯⋯⋯48
膝蓋靭帯の負荷軽減	ショルダースリング⋯⋯⋯⋯⋯147	第1中足骨ー楔状骨グライド⋯⋯18
（不活性化）テスト⋯⋯⋯⋯⋯78	ショートレッグ⋯⋯⋯⋯⋯⋯⋯74	第5中手骨背側のグライド⋯⋯178
膝外側の痛み⋯⋯⋯⋯⋯⋯⋯⋯84	神経筋固有受容器⋯⋯⋯⋯⋯⋯26	第5中足骨⋯⋯⋯⋯⋯⋯48, 52, 54
膝蓋大腿関節機能障害⋯⋯⋯⋯71	神経根症⋯⋯⋯⋯⋯⋯⋯⋯⋯⋯120	第5中足骨上方グライド⋯⋯18, 52
膝蓋大腿関節症⋯⋯⋯⋯⋯⋯⋯71	シンスプリント⋯⋯⋯18, 32, 34, 38	第5中足骨立方骨上方と
膝蓋大腿疼痛症候群	靭帯⋯⋯18, 21, 59, 64, 74, 76, 96, 99,	足底グライド⋯⋯⋯⋯⋯⋯⋯18
⋯⋯⋯⋯⋯65, 76, 78, 96, 97, 106	106, 127, 129, 149, 184, 187	大腿外側の痛み⋯⋯⋯⋯⋯⋯⋯92
膝蓋大腿疼痛症候群	シーバー病⋯⋯⋯⋯⋯⋯⋯⋯⋯44	大腿筋膜張筋のグライド⋯⋯63, 92
（PPFS）用装具⋯⋯⋯⋯⋯⋯96	スキーヤーズ母指⋯⋯⋯⋯184, 187	大腿筋膜張筋の負荷軽減
膝蓋大腿痛⋯⋯⋯⋯⋯⋯⋯⋯⋯71	スターアップ⋯⋯⋯⋯⋯26, 38, 44	（不活性化）テスト⋯⋯⋯⋯⋯92
膝蓋大腿部の痛み⋯⋯⋯⋯⋯106	ストラップテーピング	大腿骨遠位端⋯⋯⋯⋯⋯⋯⋯⋯64
膝関節の過伸展ブロック⋯⋯63, 90	⋯⋯⋯⋯68, 149, 159, 160, 172, 188	大殿筋⋯⋯⋯⋯⋯⋯67, 104, 106, 120
膝痛⋯⋯⋯⋯⋯13, 18, 72, 82, 84, 86	ストラップテープ	ダイヤモンドボックス
膝内側の痛み⋯⋯⋯⋯⋯32, 34, 82	⋯⋯⋯⋯10, 17, 38, 78, 108, 133,	⋯⋯⋯⋯⋯⋯⋯99, 120, 149, 164
脂肪体⋯⋯⋯⋯⋯⋯⋯⋯⋯⋯⋯64	138, 160, 188	大菱形骨の痛み⋯⋯⋯⋯⋯⋯182
尺側手根屈筋⋯⋯⋯153, 155, 156, 158	スノーボーダーの傷害⋯⋯⋯⋯54	ラテックスアレルギー⋯⋯⋯⋯13
尺骨⋯⋯⋯⋯132, 149, 151, 159, 168	正中神経⋯⋯⋯⋯⋯⋯⋯⋯151, 158	タナ症候群⋯⋯⋯⋯⋯⋯⋯⋯⋯76
	脊柱後弯症⋯⋯⋯⋯⋯⋯⋯⋯⋯106	

ターフトゥ……………………18, 48	ニュートラル・リストスプリント	マックマレーテスト……………73
肘弛緩のブロック………149, 170	……………………………186, 187	慢性腰痛……………………75, 106
中足骨痛…………………18, 32, 34	猫背………………………127, 135, 148	モビライゼーション
中足骨痛症……………………32, 34	捻挫………………9, 18, 32, 34, 38, 46,	………25, 107, 110, 126, 148, 188
中足根関節………………………18	48, 61, 74, 129, 149, 172	モートン神経腫………18, 32, 34
中足趾節関節…19, 21, 29, 32, 34, 48	捻挫と痛み………………………18	**や**
中足趾節関節の捻挫……………48	脳卒中………………………11, 133	腰椎コルセット………………124
中足部の捻挫………………32, 34	**は**	腰痛………………18, 32, 75, 99,
腸脛靱帯症候群…………………96	ハイダイテーピング……………18	106, 108, 116, 126
腸脛靱帯の緊張…………………84	背面ブレース…………………147	腰背部過伸展の制限…………114
腸脛靱帯の負荷軽減	8の字型背面装具………………125	**ら**
（不活性化）テスト……………84	バニオン……………………18, 48	ラックマンテスト………………73
腸脛靱帯の摩擦症候群…………84	バニオン矯正……………………59	ラテックス………………………13
腸骨のずれ……………………118	ハムストリングの痛み…………94	リスフラン関節…………………17
腸骨の変形…………………99, 118	反回内テープ……………………25	立方骨亜脱臼……………………25
つま先の位置……………………59	反跳膝……………………………74	立方骨の痛み……………………54
適用………………………14, 18, 70, 84	腓骨……17, 19, 25, 29, 40, 46, 64, 86	リンパ……………………………10
手首の屈曲・伸展のブロック	腓骨末端の移動……………17, 46	ロイコテープ……………………10
………………………………149, 174	膝………………9, 18, 27, 32, 64, 68,	肋軟骨炎……………………99, 112
手首の捻挫………………149, 172	76, 97, 105, 107, 108	肋骨サポート………………99, 112
デルマトーム…………………120	膝内側の痛み………………32, 34	肋骨の痛み…………………110, 112
転子滑液包炎……………………92	膝前面の痛み………76, 80, 88	肋骨ベルト……………………125
臀部痛……………………………18	膝の過伸展………………63, 74, 90	ローダイ………17, 18, 25, 32, 34
ド・ケルバン病……149, 184, 187	肘関節……………………150, 157, 188	ローダイテーピング………18, 25
橈骨………………150, 152, 162, 180	肘痛…………………………160, 174, 188	**欧文**
橈骨管症候群…………………158	腓腹筋の痛み……………………56	Frohse…………………………158
橈骨手根骨のグライド……149, 176	腓腹筋の緊張……………………60	ITBシンドローム……………63, 84
橈骨頭のグライド……149, 159, 162	腓腹筋の負荷軽減……18, 31, 56	PPFS（膝蓋大腿疼痛症候群）
動揺性…………46, 106, 114, 187	腓腹筋の負荷試験………………56	………………………………65, 106
な	敏感肌………………13, 14, 18, 38	Plica test（プライカテスト）…72
内側楔状骨…………………19, 50	ヒールリフト…………………61, 75	Qアングル………………………73
内側尺骨のグライド………149, 180	浮腫…………………………10, 58, 61	Struthers靱帯…………………158
内側上顆炎	分離症……………………………18	TFCC（三角線維軟骨複合体）
……150, 158, 160, 172, 186, 188	ペインフルアークサイン……134	………………………………149, 151
内側側副靱帯損傷………184, 187	変形性膝関節症…………………70	TOS（胸郭出口症候群）
内側ハムストリングの負荷軽減	偏平足………………………12, 38	……………………127, 133, 135
（不活性化）テスト……………94	片麻痺………………………106, 133	Wartenberg（ワルテンベルグ）
内反膝………………………64, 73	歩行の異常……………………122	症候群………………………158
内反足………………………60, 61	ホーキンス・ケネディテスト……134	
中敷き……………………………58	**ま**	
ニアーテスト…………………134	摩擦………………………………13	
二分膝蓋骨………………………76		

監訳をおえて

◆

　本書は理学療法士であるAnne Keilによる、テーピングに関する著作『Strap Taping for Sports and Rehabilitation』の翻訳書です。

　Anne Keilはテーピングに関する数多くの技術を学ぶ中で、その効果を自分自身で実感しながら、多種多様なテクニックを開発してきた人物です。しかしながら、米国のスポーツ医療の現場においては、テーピングが十分に理解されておらず、様々なテープの種類や特性、また多彩な手技が存在するにも関わらず、その違いはほとんど知られていないことが課題となっていたといいます。そのような背景から、「医療関係者だけでなく、スポーツトレーナーやコーチ、さらにはスポーツ選手にもその原理を知ってもらうための分かりやすい書籍が必要だ」という著者の想いをもとに、本書は誕生しました。

　本書の最大のポイントは、テーピングを予防的側面でなく治療的側面からまとめていること、また各テーピングの特性を加味した上で手技を構築していることです。これにより、医療の知識を持たないスポーツ選手でも関節や筋肉などの構造が分かるため、選手自身で治療の意味を理解し、適切な手技を選ぶことができるのです。

　なお、本書の翻訳に際しては、原文を忠実に訳すことよりも読者が理解しやすいことを優先し、意訳をしています。またその内容が日本の状況にそぐわない場合には、関連文献を参考にして内容の修正および追記を行ったため、原書とは異なる部分も存在します。そのため、お気づきの点があるときは、忌憚なくご意見をお聞かせいただければ幸いです。

　最後に、本書の翻訳・校正に当たり多大なる協力をいただいた浅井紗世氏、明治国際医療大学大学院の藤本理子氏、中村沙樹氏、井上朋子氏に感謝します。また、緑書房の羽貝雅之氏、秋元理氏、西田彩未氏にも大いにお世話になったことを厚く御礼申し上げます。

2016年7月

伊藤　和憲

著者プロフィール

Anne Keil（アン・ケイル）

1989年フレズノ California State University にて公衆衛生学学士号、1991年同大学にて理学療法学学士号、2005年マサチューセッツ州ボストン Simons College にて理学療法学博士号を取得。理学療法士、理学療法博士として、Park Meadows Rehabilitation Clinics（米デンバー市）および University of Colorad Hospital（米ステープルトン市）にて、リハビリテーション部門主任を務める。専門は、セルフケア、リハビリテーション、看護、入院患者、神経学、整形外科外来などさまざまな分野に及んでおり、理学療法士が少ない施設や地域における勤務経験から、安価かつ効果的に治療ができる選択肢として「テーピング治療」に注目している。米国理学療法士協会（APTA）会員。

監訳者プロフィール

伊藤 和憲（いとう・かずのり）

1997年明治鍼灸大学（現：明治国際医療大学）鍼灸学部卒業、2002年同大学院博士課程修了。同学部臨床鍼灸学教室助手・助教を経て、2008年よりカナダのトロント大学に留学（Research Fellow）し、B J Seslle教授に師事する。帰国後、同教室准教授、明治国際医療大学鍼灸学部臨床鍼灸学講座教授、明治国際医療大学附属京都桂川鍼灸院「mythos361」院長、同大学大学院研究科長および附属鍼灸センター長を歴任。2019年より同大学鍼灸学部長。
その他、一般社団法人日本養生普及協会会長、YOJYOnet株式会社CEOを兼務している。主な著書に『痛みが楽になるトリガーポイント ストレッチ＆マッサージ』、『痛みが楽になるトリガーポイント 筋力トレーニング』（ともに緑書房）、監訳書に『トリガーポイント治療 セルフケアのメソッド』、『子供のためのトリガーポイントマッサージ＆タッチ』、『ビジュアルでわかるトリガーポイント治療 増補改訂版』、『頚部の手技療法─写真で学ぶ治療法とセルフケア─』、『複雑な症状を理解するためのトリガーポイント大事典』（いずれも緑書房）などがある。その他、論文多数。

翻訳者プロフィール

浅井 福太郎（あさい・ふくたろう）

2005年明治鍼灸大学（現：明治国際医療大学）鍼灸学部卒業、2007年明治鍼灸大学大学院博士前期（修士）課程修了。鹿児島鍼灸専門学校専任講師、九州看護福祉大学鍼灸スポーツ学科助教を経て、2017年より同大学同学科専任講師。専門は鍼灸学で、健康運動指導やツボ押しといったセルフケアの普及を支援する。はり師、きゅう師、健康運動指導士、健康運動実践指導者など多数の資格を取得している。

図解 スポーツ傷害とリハビリ治療のための
テーピング技術

2016年9月1日　第1刷発行
2024年6月1日　第2刷発行 ©

著　者	Anne Keil（アン　ケイル）
監訳者	伊藤和憲
翻訳者	浅井福太郎
発行者	森田浩平
発行所	株式会社 緑書房
	〒103-0004
	東京都中央区東日本橋3丁目4番14号
	TEL 03-6833-0560
	https://www.midorishobo.co.jp
デザイン・DTP	メルシング
印刷所	図書印刷

ISBN978-4-89531-272-1 Printed in Japan
落丁、乱丁本は弊社送料負担にてお取り替えいたします。

本書の複写にかかる複製、上映、譲渡、公衆送信（送信可能化を含む）の各権利は株式会社 緑書房が管理の委託を受けています。

JCOPY 〈(一社)出版者著作権管理機構 委託出版物〉
本書を無断で複写複製（電子化を含む）することは、著作権法上での例外を除き、禁じられています。本書を複写される場合は、そのつど事前に、㈳出版者著作権管理機構（電話 03-5244-5088、FAX03-5244-5089、e-mail:info @ jcopy.or.jp）の許諾を得てください。 また本書を代行業者等の第三者に依頼してスキャンやデジタル化することは、たとえ個人 や家庭内の利用であっても一切認められておりません。